La sophrologie

Dans la même collection

- *Mieux vivre la ménopause*, Dr Roland Cachelou
- *Le yoga au quotidien*, Françoise Colombo
- *Manger équilibré, c'est facile !*, Catherine Chegrani-Conan
- *Mieux vivre avec le Yi King*, Marie-Noëlle Doublet
- *Le nouveau Feng Shui*, Martine Evraud et Sarah le Hardy
- *Le potager bio*, Agnès Gedda
- *Vaincre le stress, la dépression*, Dr Patrick Georges
- *Vaincre le mal de dos, la sciatique*, Dr Patrick Georges
- *Le Taï chi au quotidien*, Philippe Gouédard
- *Stop à la cigarette !*, Dr Ghéorghiï Grigorieff
- *Tabac : arrêter sans grossir*, Dr Ghéorghiï Grigorieff et Sébastien Bailly
- *L'acupuncture*, Dr Ghéorghiï Grigorieff
- *Mieux communiquer avec son médecin traitant*, Dr Ghéorghiï Grigorieff
- *Huiles essentielles*, Nelly Grosjean
- *La beauté par les huiles essentielles*, Nelly Grosjean
- *L'aromathérapie tout simplement*, Nelly Grosjean
- *Le Feng Shui*, Nicolas Hardy
- *Mieux vivre avec les fleurs de Bach*, Pascale Millier
- *La phytothérapie*, Anne-Sophie Nogaret-Ehrhart
- *L'ostéopathie*, Pascal Pilate
- *Les drogues*, Yasmina Salmandjee
- *Piercings et tatouages*, Yasmina Salmandjee
- *Homéopathie et sexualité*, Dr Dominique-Jean Sayous
- *La cosmétique bio*, Dr Dominique-Jean Sayous et Julie Chevallier
- *L'homéopathie tout simplement*, Dr Dominique-Jean-Sayous
- *Le verger bio*, Catherine Samson
- *L'alimentation bio*, Kilien Stengel
- *L'homéopathie*, Catherine Trouvé

Agnès Payen de La Garanderie

La sophrologie

EYROLLES

Éditions Eyrolles
61, Bd Saint-Germain
75240 Paris Cedex 05
www.editions-eyrolles.com

Mise en pages : Istria
Illustrations (p. 27, 29, 30) : Hung Ho Thanh.
Illustrations (p. 52, 53, 54, 55, 56, 58, 59, 60, 61, 62, 65, 66, 67, 68, 69, 70, 71) :
Sophie Grandi.

ISBN : 978-2-212-54365-0

À nos deux enfants,

À nos sept petits-enfants.

À Marie-France.

Chaque être humain est une cathédrale de chair, odorante, chaude, gorgée de lumière céleste, vibrante de silence intérieur, évoluant au gré de sa musique harmonieuse.

Sommaire

Remerciements

J'exprime ma gratitude à Madame Aimée Chopin Fontana qui soutient mon évolution professionnelle avec une bienveillance amicale depuis 1990.

Que le docteur Raymond Abrezol accepte mes très sincères remerciements pour la qualité intellectuelle, humaine de son enseignement auquel je suis fidèle.

Préface

J'ai lu avec beaucoup d'intérêt ce livre original sur la sophrologie.

L'auteur a une grande expérience pratique, qu'elle transmet tout au long de cet ouvrage. Les exemples d'applications de la vie quotidienne, dans le cadre de l'industrie, en thérapie ou en pédagogie, représentent un bon outil de travail.

Depuis quelques décennies, le coût de la médecine augmente vertigineusement. La Sécurité sociale est en déficit. Le nombre de maladies ne fait que croître. Et pour des raisons inexplicables, la prophylaxie est négligée.

La prévention des maladies fonctionnelles est possible dans une très large mesure. L'apprentissage du contrôle et de la maîtrise du stress excessif, la stimulation de la pensée positive, la connaissance de soi, le respect de la bonne hygiène de vie et une alimentation saine, peuvent contribuer à résoudre partiellement ce grave problème.

Depuis 1960, date de la création de la sophrologie par le professeur Caycedo, cette science a sensiblement évolué. Dans une démarche de recherche sur la conscience humaine et ses états, elle s'est progressivement élargie à l'étude des phénomènes qui permettent à la conscience d'être transcendantale. Son champ d'applications au début médical, s'est ouvert au monde paramédical, puis pédagogique, et plus récemment, social.

Au-delà des techniques, il s'agit d'une révolution intérieure. Notre comportement et notre état d'esprit changent peu à peu. Nous tendons à **être** au lieu de paraître.

La sophrologie est une ouverture à un « **autrement** », un nouveau concept de la vision du monde. Elle permet le passage difficile de la **vie** à **l'existence.**

Elle comprend :

- **L'épistémologie,** colonne vertébrale qui prend en compte les théories fondamentales des états et des niveaux de conscience, la coupe de vie avec les contenus et les capacités de la conscience, les structures du moi phronique et les notions d'espace et de territoire phroniques. Le moi phronique est la rencontre entre le corps et l'esprit. Il est l'essentiel dans le concept actuel de la sophrologie caycédienne. Pendant l'entraînement réductif, on construit le moi phronique qui n'est pas structuré chez l'homme dit de la « caverne », prisonnier de ses habitudes et du conformisme. Pendant l'apprentissage de base, premier cycle de la relaxation dynamique, l'élève en sophrologie découvre son schéma corporel comme réalité vécue, apprend à penser positivement, à vivre la réalité objective, à maîtriser son jugement intérieur, à supprimer les a priori et à mettre entre parenthèses tout ce qui est négatif. Cet entraînement sophrologique est en même temps phénoménologique. Il conduit de la conscience floue à la conscience claire. Le sujet entraîné modifie sa manière d'être, commence à exister. L'espace phronique est la relation existentielle entre l'individu et l'autre, le groupe social dans lequel il évolue, la société et l'humanité. Dans l'entraînement des deuxième et troisième cycles de la relaxation dynamique, l'élève découvre l'existence de cet espace et de l'interrelation et l'interaction entre lui et les autres. Le territoire phronique et la découverte du rapport existant entre l'individu et la nature, l'univers et l'éternité. Cette évolution se fait progressivement par l'entraînement aux techniques supérieures sophrologiques et élargit considérablement le champ de la conscience. Ces théories sont peu développées, à juste titre, dans ce livre essentiellement pratique.
- **Une herméneutique** qui correspond à la base philosophique. C'est la parabole de la caverne expliquée succinctement dans cet ouvrage.

- **Une méthodologie** qui se divise en de nombreuses techniques réunies en trois groupes :

  1. Les techniques réductives décrites dans ce livre dont le but est de passer du fond de la caverne (conscience sylvestre) à la lumière extérieure (conscience claire).

  2. Les techniques radicales qui mettent en évidence les valeurs existentielles de l'individu.

  3. Les techniques existentielles qui mettent en relief nos rapports avec les autres êtres.

Je conseille au lecteur l'apprentissage des diverses méthodes préconisées dans ce livre. La persévérance et la pratique régulière des exercices sont indispensables pour obtenir le résultat escompté.

Docteur Raymond Abrezol

Introduction

Reconnaître le besoin de chercher son identité, de se dresser, de se relever, de grandir, d'agrandir la conscience de soi, tel est le sens de ce livre initiatique. Je ne traite pas ici des révisions et compléments de la sophrologie orthodoxe du professeur Caycedo pour des raisons de commodité de pratique des exercices, de clarté de langage. Trente années d'exercice guident ce choix décidé après une formation à la sophrologie orthodoxe.

Le lecteur rencontre une personne auteur qui propose les exercices corporels de la soprologie et ses techniques, cite des parcours de personnes choisies parmi sa pratique professionnelle.

Ce livre est dynamique, plein d'espérance, il est destiné à des êtres de bonne volonté.

Aujourd'hui, « **le besoin d'être fort », de vivre confortablement** est renforcé par les concepts d'individu, de consommateur qui gomment la notion de personne. Historiquement, la société se transforme profondément depuis deux siècles. Passant d'une structure rurale à celle d'industrielle, de post-industrielle, d'informationnelle, elle mute en modifiant ses valeurs qui reposaient sur la transmission familiale. Au fil des années, la dissolution des traditions apparaît. Cependant le besoin d'appartenance à des groupes sociaux codés reste fort. Il y a un décalage entre le discours et le « vécu ». Néanmoins, le besoin de lien social, d'intelligence relationnelle est exprimé : on crée ces expressions ! Ouverture ou fermeture à l'autre ?

On constate que le statut d'être humain est bien manipulé, il devient un matériel génétique breveté. Électeur, est-il citoyen responsable avec des droits, des obligations ? La nation a des devoirs et des obligations envers lui, en dehors de l'économie. La culture est dissoute dans un pot-pourri d'amalgames, d'idées fausses, d'absence de repères... L'individu est « largué »...

La pratique de la sophrologie contribue à retrouver la position de personne consciente de sa relation à son corps, à son mental, à son intuition divine. La persévérance de cette pratique éloigne des états de conscience pathologiques résultant des divers agents stressants. Des notions clés simples et simplifiées vous apporteront des informations pour comprendre le fonctionnement de l'action de la sophrologie. Tel est l'objectif de ce livre. Un index de la terminologie de la méthode est placé en fin d'ouvrage.

Chapitre 1

Faire connaissance avec la sophrologie

Un peu d'histoire de la sophrologie

Les origines

La sophrologie a été élaborée dès 1960 par le professeur Alfonso Caycedo, docteur en médecine, interne en chirurgie et spécialisé en neuropsychiatrie. Il a été formé à l'hypnose par l'école de Nancy et il est alors satisfait de ses applications. Il recherche néanmoins une méthode qui respecte le patient et rompe avec les techniques traditionnelles. Le professeur Lopez Ibor encourage ses recherches.

Alfonso Caycedo devient l'assistant du grand psychiatre suisse Biswanguer qui s'intéresse aux travaux de Husserl et de Heidegger sur la phénoménologie, un courant de pensée qui remet en question le système cartésien de l'approche d'une science.

L'épouse du professeur Caycedo pratique le yoga et, bientôt, Caycedo lui-même s'intéresse aux modifications des états de conscience induits par cette technique. Il décide d'entreprendre un séjour en Inde, au Tibet et au Japon, qui dure deux ans. Il visite alors de nombreux ashrams et rencontre de grands mystiques, notamment le Dalaï-lama.

À son retour, il met sa méthode au point en utilisant ses connaissances du yoga pour le premier degré, de bouddhisme pour le deuxième degré et du zen pour le troisième degré.

Alfonso Caycedo veut créer une véritable école scientifique de la conscience humaine. Il fonde l'école sophrologique en 1960. Pour lui, l'homme doit abandonner son attitude cartésienne et développer sa conscience.

Il s'appuie sur la philosophie et spécialement sur la phénoménologie de Husserl :

- par le retour aux choses mêmes, au phénomène, ce qui est ;
- par la suspension du jugement et la mise entre parenthèses du phénomène, pas d'interprétation ni de projection ;
- par l'intuition qui conduit à l'appréhension instinctive de l'existence des choses sans recours à la réflexion.

Le premier congrès de sophrologie se tient à Barcelone en 1970.

On y propose la définition de la conscience sophronique en s'inspirant de la phénoménologie. La réduction phénoménologique ne relève pas d'une philosophie abstraite idéaliste, mais au contraire d'une recherche concrète.

Les modifications des états de conscience obtenues par la relaxation dynamique vont faire l'objet d'études permanentes, en particulier au moyen de relevés électro-encéphalographiques publiés dans la thèse du docteur J.Rubio : *Contribution al estudio del E.E.G. en sophrologia* (Barcelone, publication L'Universalis, 1975).

La sophrologie en France

En France, la sophrologie a été reconnue par la Société de Recherche et d'Application de la Sophrologie, la SOPHRAS, qui regroupe des chirurgiens-dentistes et des stomatologues, et dont le président fondateur, Claude Bourdel, a été élu en 1966.

En 1969, Jean-Pierre Hubert, Maurice Mottet et Claude Noir jettent les bases d'une Fédération de la Sophrologie regroupant la SOPHRAS, la Société Française de Sophrologie et la Société Midi-Pyrénées de Sophrologie.

À partir de 1972, le Centre de Sophrologie commence à former des sophrologues français. Le docteur Raymond Abrezol en est la cheville ouvrière. Il enseigne en France à la Faculté européenne de sophrologie tandis qu'en Suisse il fonde dès 1972 la Société Suisse de Sophrologie.

En 1974, un week-end est organisé par le professeur Caycedo et quelques confrères espagnols, auquel n'assiste pas le docteur Hubert qui a pris une orientation différente.

En décembre 1974, a lieu à Auch le premier Congrès National des Centres de Sophrologie.

À partir de 1975, la Société Française de Sophrologie se développe sous la présidence de Jacques Donnars, de Roland Cahen (1965) et d'Alain Donnars (1976 à 2006) actuellement Dr B. Fouché. Elle est enseignée par de nombreuses écoles indépendantes. Elle a fait son entrée dans certains cursus universitaires.

La sophrologie caycédienne

Depuis 1990, Alfonso Caycedo élabore de nouveaux concepts et huit nouveaux degrés. On constate une évolution permanente de sa recherche fondée sur trois axes :

- une épistémologie, pour expliquer l'aspect théorique des nouveaux concepts (comme la vivance phronique, le moi phronique...) ;
- une méthodologie, pour la mise en pratique des concepts ;
- une sémantique, qui constitue le langage propre de la sophrologie caycédienne.

Cette recherche, remarquable pour le spécialiste, demeure ardue pour le grand public. Ceci explique la simplification des concepts.

À SAVOIR

La sophrologie se révèle une merveilleuse méthode située entre les courants de pensée occidentaux et orientaux. Ses méthodes ont l'immense avantage d'unir la personne dans son unicité corps-mental.

Cette approche est complètement occultée par la société contemporaine, habituée à scinder le corps et le psychisme. Grâce à la sophrologie, le corps retrouvé, reconnu, développe et fortifie l'esprit. Ce langage est celui de la joie, du plaisir d'assumer sa personne en existant dans l'harmonie, dans l'autonomie.

Originalité de la sophrologie

Étymologiquement, le mot sophrologie est bâti d'après les racines grecques *sos, phren*, et *logos. Sos* signifie « sérénité », *phren* a le double sens de « diaphragme » et « esprit » – les Grecs pensaient que le siège de la pensée se trouvait dans le ventre – et *logos*, la « parole », évoque à la fois le ton employé par le sophrologue et le calme qui caractérise les pensées, et chaque instant de la vie du pratiquant.

L'originalité de la sophrologie est l'unité de la méthode « corps et mental » pour développer la sérénité et l'harmonie, par l'intermédiaire d'un ensemble de gestes accomplis en état de relaxation : la relaxation dynamique.

Elle est particulièrement utile à notre époque, puisque la plupart des personnes citadines pratiquent peu de sport, ne connaissent le corps qu'à travers la douleur et la pratique du sexe sans amour. À moins de faire des études de biologie, l'école n'apprend que des notions succinctes sur le corps et son fonctionnement. Dans tous les cas, on oublie qu'il existe un lien entre le corps et le mental.

La sophrologie est le plus souvent connue pour ses applications dans les domaines de la médecine, de l'obstétrique et du sport.

On la considère plus rarement comme une méthode de développement personnel ou collectif applicable dans l'entreprise, aux groupes sociaux (drogués, élèves, chômeurs, personnes âgées...). Ce sont des applications que nous allons développer et expliquer ici.

Pour situer la sophrologie parmi les autres méthodes de relaxation, il faut tenir compte de la démarche du docteur Caycedo qui introduit la notion de conscience définie très précisément dans ses travaux préliminaires.

La sophrologie est décrite, d'après l'école de Paris,

- comme une « science ». Elle s'applique à l'étude de la conscience humaine par :
  - la modification des états de conscience ;
  - la modification des états de vigilance ;
  - les moyens de production de ces modifications.
- comme un « art » précisément fondé sur les techniques de sophronisation. Elle permet au sujet de contrôler en totalité sa conduite psychosomatique grâce au vécu de sa propre conscience, et à la maîtrise des moyens qui permettront d'en modifier :
  - le contenu ;
  - les états ;
  - le niveau de vigilance.

Les notions clés de la sophrologie

Voici le protocole que vous découvrirez si vous vous entraînez avec un sophrologue bien formé. Avant de commencer les exercices, il convient de bien cerner l'environnement familial et les antécédents de santé de la personne décidée à s'initier à la sophrologie. Cela se fait au cours de *l'anamnèse* (entretien préliminaire). L'anamnèse peut être complétée par un questionnaire plus élaboré lorsque le futur élève a des difficultés à s'exprimer. Au cours de l'apprentissage, le sophrologue remet parfois à son élève les dessins des exercices et des cassettes enregistrées qui lui servent de support lorsqu'il pratique chez lui.

Conscience et sophrologie

La conscience peut être comparée à une éponge. Elle absorbe les différents épisodes de la vie.

Au début de la conception, le fœtus n'a pas de conscience propre mais, dès que son système nerveux est structuré, il enregistre les émotions de sa mère. Plus tard, l'enfant vit dans un environnement familial et social en évolution et l'éponge commence à s'imbiber. Les expériences de l'enfant s'enrichissent au fur et à mesure de son développement. L'éponge absorbe les nouveautés. À la période de scolarisation, l'enfant vit les expériences d'un contexte extra-familial. La conscience de soi commence à se former, puis s'y ajoute l'apparition des goûts ou des désirs refoulés.

LA CONSCIENCE

La conscience englobe la totalité de la personne. Elle est la capacité de décrire son corps en tant qu'image de soi. Cette connaissance de soi donne à la conscience de soi la capacité de s'identifier, de choisir, d'exprimer ses émotions, ses sentiments, sa pensée, ses intuitions. Elle apparaît pour les autres comme le reflet de soi, notamment sur le plan psychologique.

Sans doute avez-vous déjà perçu que la conscience est différente pour chaque personne. Elle se transforme également au cours d'une vie, au fil des époques et au gré des cultures. Elle a été décrite par les philosophes, puis les psychologues, en fonction du niveau des connaissances et des conditions de vie à leur époque, de leurs valeurs spirituelles et du contexte économique, politique, culturel et religieux. Il existe cependant des lois de la psychologie et des modèles de représentation de la conscience. Les travaux de la psychanalyse et de la psychologie en décrivent les diverses approches.

La conscience selon Freud

Freud introduit trois instances :

- Le ça est l'inconscient, il n'est accessible que par le rêve.
- Le surmoi dresse des barrières résultant des interdits sociaux et parentaux – quand les règles de la société deviennent trop contraignantes, l'individu se trouve dans une situation d'inhibition (professeur H. Laborit) et le stress apparaît.
- Le moi est formé par l'interaction entre ça et surmoi.

L'apport de Jung

Jung aussi a décrit la conscience. Sa théorie introduit des représentations nouvelles de l'inconscient et des propriétés différentes du moi.

Il décrit une autre instance, le soi, ainsi que l'animus et l'anima. Nous parlerons des théories de Jung lorsque nous décrirons les relations entre la sophrologie et l'intuition car la sophrologie ne sépare pas le corps du psychisme.

À SAVOIR

> Les neuropsychologues qui étudient le cerveau parlent, eux aussi, de niveaux de conscience. Pour eux, ce sont des seuils liés à l'activité du cerveau.

La conscience selon Alfonso Caycedo

Le fondateur de la sophrologie, Alfonso Caycedo, a proposé une définition de la conscience. Il la décrit comme un état ordinaire, non pathologique, avec un sens collectif qui implique l'universalité, démontré par l'existence de phénomènes communs à tous, et qui permettent les échanges, la numération et l'apprentissage du langage, par exemple. Pour Caycedo, cette universalité de la conscience est indiscutable. Il convient cependant que le contenu de l'éponge est propre à chaque individu. Si on supprimait le contenu individuel de la conscience, les hommes ne seraient que des robots.

Il pose, comme prémices à sa définition, que la conscience possède des structures universelles. C'est pourquoi nous parlerons de structures de « corporalité », c'est-à-dire les sensations, les perceptions, la compréhension, la mémoire, la volonté, et – ce qui est propre à Caycedo – l'espoir en tant que force sous-jacente. Il définit la conscience : c'est le contenu présent, rationnel et irrationnel.

Sophrologie et sortie de la caverne

La sophrologie est inspirée par le mythe de la caverne décrit par Platon : l'homme dans le noir a une conscience « floue » et, sans le savoir, il vit au fond d'une caverne. Grâce à l'entraînement sophrologique, il avance progressivement vers la sortie, vers la clarté de sa propre conscience. Arrivé dans la lumière, il peut alors aider les autres à quitter le fond de la caverne. On peut établir un parallèle entre ce mythe et les trois degrés de la relaxation dynamique : le premier degré représente l'obscurité, les chaînes se brisent pendant le premier degré, le deuxième degré correspond aux ombres, le troisième degré est l'entrée dans la lumière.

Le schéma suivant décrit la conscience selon la représentation de l'École de Paris.

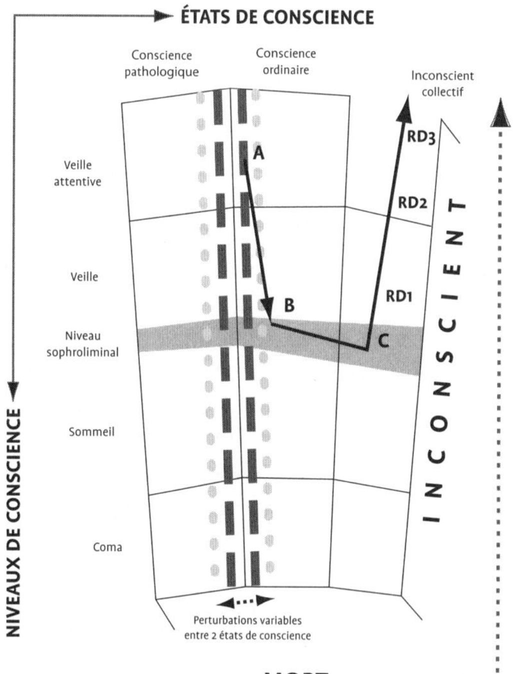

A.B.C. = Sophronisation de base
R.D.1 = Relaxation dynamique I
R.D.2 = Relaxation dynamique II
R.D.3 = Relaxation dynamique III

Figure 1. Conscience selon la représentation de l'école de Paris.

Relation entre corps et conscience

Les schémas qui suivent et les connaissances de l'anatomie vous seront utiles pour tenter d'expliquer l'action de la sophrologie sur la conscience.

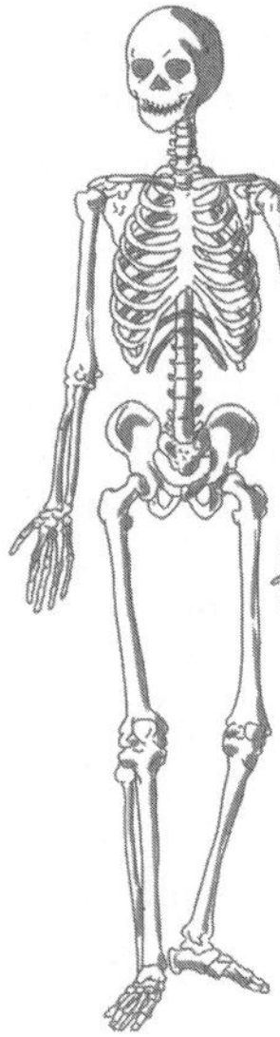

Figure 2. Squelette

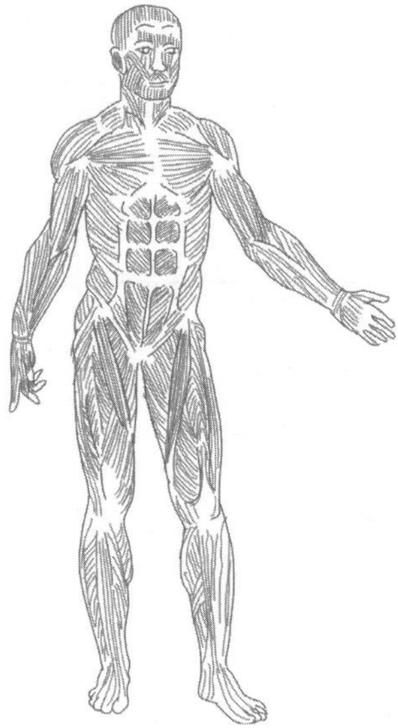

Figure 3. Muscles de la face antérieure du corps

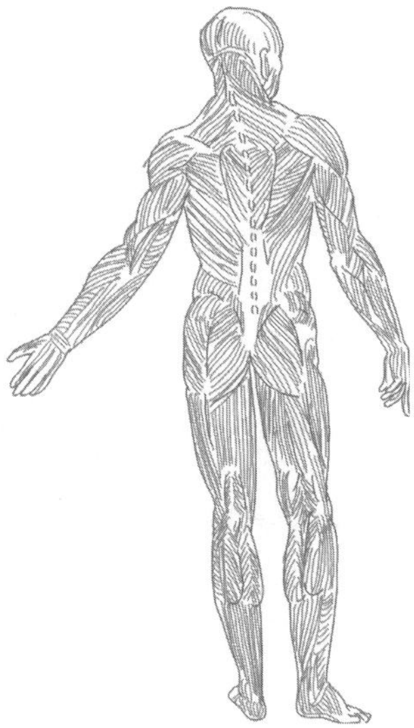

Figure 4. Muscles de la face postérieure du corps

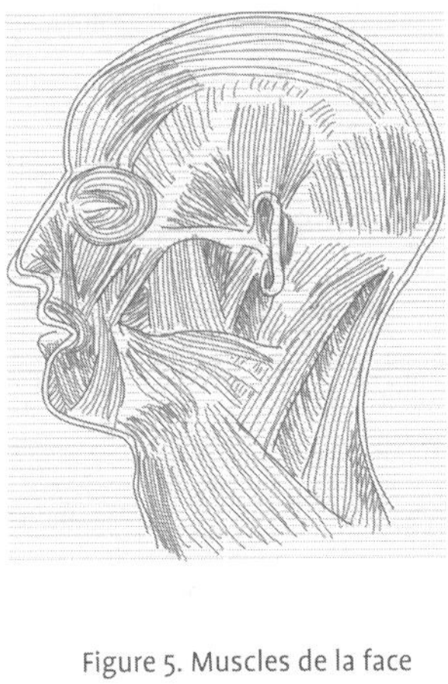

Figure 5. Muscles de la face

Les muscles sont des ensembles de cellules spécifiques qui sont innervés. L'action du muscle est commandée par les messages délivrés par les nerfs.

Un nerf est constitué de multiples fibres. Celles-ci sont formées à partir de cellules nommées neurones. Les neurones sont différenciés selon leur fonction organique ou sensorielle, et leur effet sur l'activation musculaire ou cérébrale.

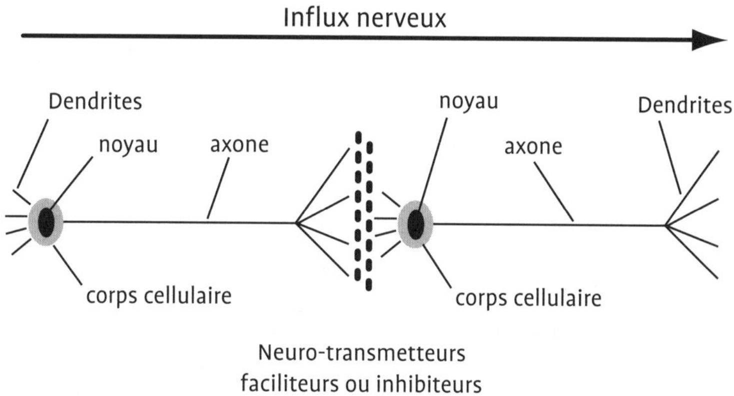

Figure 6. Les neurones

À SAVOIR

Nous possédons au moins cent milliards de neurones dans le cerveau et nous n'utilisons qu'entre 2 et 6 % de ce capital considérable !

On pense que les exercices de sophrologie agissent soit en supprimant l'action des neurotransmetteurs inhibiteurs qui circulent entre les neurones, soit en permettant à des neurones inactifs de prendre le relais.

Les neurones qui gouvernent les cinq sens transmettent l'influx pendant le trajet au cerveau le long de la voie nerveuse. La sensation qui parvient au cerveau est déjà élaborée. Le cerveau la reconnaîtra parmi celles déjà emmagasinées.

Le système neurovégétatif veille, sans l'intervention de la volonté et de la conscience, à l'accomplissement de l'intendance du corps. C'est la courroie de transmission entre les centres vitaux et les organes. Il régit la motricité des fibres musculaires à contraction involontaire, des viscères et des vaisseaux, et la sécrétion des glandes. Il transmet la sensibilité viscérale. Les centres nerveux sont situés dans la moelle épinière et dans le cerveau.

Le système nerveux

Le système nerveux est divisé en deux systèmes : l'orthosympathique et le parasympathique.

Le parasympathique contrôle les nerfs vasoconstricteurs, cardio-accélérateurs, indo-dilatateurs et freinateurs de la motricité digestive. L'orthosympathique contrôle les effets inverses.

L'ensemble règle notre vie végétative. Il est sous le contrôle de l'hypothalamus et du cortex, il peut donc être directement influencé par la qualité de notre vie, nos émotions, le stress.

L'influx nerveux qui voyage à l'intérieur du corps le long des autoroutes nerveuses est localisé dans les aires du schéma corporel. Les sensations qui parviennent des cinq sens suivent des voies différentes et aboutissent à des aires spécifiques, les aires du schéma corporel. Vous comprenez maintenant pourquoi les dessins réalisés au cours de la pratique sophronique évoluent. Les nouvelles sensations provenant de la connaissance de votre corps ont modifié sa perception donc sa représentation.

■ Le cerveau

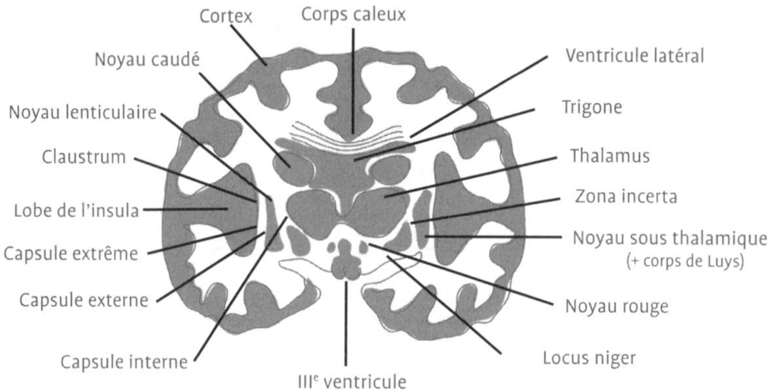

Figure 7. Coupe frontale du cerveau

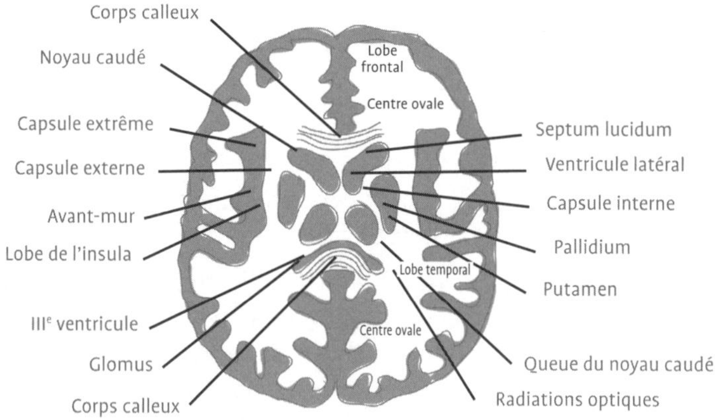

Figure 8. Coupe horizontale du cerveau.

Le cerveau est en perpétuelle activité, il fabrique de nombreuses substances chimiques. Il a besoin d'oxygène et les exercices augmentent la quantité d'oxygène absorbée quotidiennement et la rapidité des échanges chimiques cellulaires.

Une sensation extérieure est toujours transmise par l'intermédiaire de substances chimiques appelées « neurotransmetteurs », qui interviennent le long de la voie nerveuse empruntée pour faciliter ou inhiber les sensations. Celles-ci, une fois arrivées dans la partie du cerveau réservée au stockage des informations venues des cinq sens, appelée « système limbique », sont comparées aux perceptions précédentes et deviennent des émotions nouvelles. Cette partie est très active, c'est l'ordinateur des émotions.

Le système limbique est composé de la glande pituitaire, de l'hypothalamus et d'une partie du cerveau dont l'activité établit le lien entre le corps et l'esprit. La qualité des échanges cellulaires dépend des informations reçues et analysées par le système limbique.

Ernest Rossi établit un lien entre le code génétique et nos réactions. Voici ce qu'il rapporte au cours de l'une de ses conférences :

« Les gènes sont dans toutes les cellules du corps, ce qui implique les cellules du cerveau. Le cerveau devient alors une partie du corps avec des cellules spécifiques. Nous avons récemment découvert un nouveau système de connexion entre le mental et le corps qui est plus important que le système nerveux central. Il s'appelle le "système neuropeptidique transmetteur d'information". Toutes les cellules du corps produisent des substances d'information qui influencent le mental et le corps, mais d'où proviennent ces substances ? Que vous le croyiez ou non, la plupart proviennent directement des gènes. Ces produits que les gènes émettent tous les jours peuvent influencer le mental, le corps, la mémoire, les émotions. Cela signifie que chaque cellule du corps a de la mémoire et est capable d'apprentissage. » Puis il continue : « Le point important est que nous commençons à comprendre comment sensation, perception, mémoire et apprentissage, toutes ces manifestations de l'esprit et de la réalité, sont en relation avec les molécules de notre corps. Je suis en train de vous dire que nous avons trouvé une nouvelle façon pour les molécules de permettre au cerveau, partie du corps, et au mental, de communiquer. Ceci nous amène à la deuxième idée apparemment incroyable, celle d'une connexion entre le mental et les gènes[1]. »

Ernest Rossi développe cette idée, montrant que les gènes servent aussi d'activateurs du métabolisme des cellules : « Quand les cellules reçoivent des messages des gènes, elles produisent certaines protéines,

1. Conférence de E. Rossi recueillie le 8 octobre 1988.

nos substances d'information. Elles ont toutes des effets au niveau mental. » Maintenant, vous pouvez comprendre l'idée spéculative qui préconise que le mental puisse interagir avec le corps grâce à ces transmetteurs d'information. N'oubliez pas que les gènes se trouvent dans chaque cellule du corps.

Le schéma corporel et l'image du corps

Le corps change en même temps qu'on en approfondit la connaissance. L'ensemble des exercices de la relaxation dynamique sophronique permet d'améliorer le schéma corporel et l'image du corps.

Le schéma corporel

C'est la connaissance de son corps à travers le mouvement et les sensations. Pour l'enfant, c'est aussi le reflet de lui-même qu'il perçoit dans un miroir.

L'image du corps

Selon Schilder, c'est l'expression consciente, découverte à travers le langage, de la perception que chacun a de son propre corps vécu.

Elle peut être positive ou négative, suivant les influences socioculturelles, affectives, professionnelles... Elle s'exprime au moment où l'on passe de l'image inconsciente à l'image consciente du corps.

Selon Françoise Dolto, l'image du corps est « la synthèse vivante de nos expériences émotionnelles ».

Choisissons deux exemples pour illustrer la notion d'image du corps : un nageur et un parachutiste. Le poids du corps est ressenti différemment par le nageur et par le parachutiste. L'un vit son corps flottant dans le plan horizontal, l'autre le vit attiré vers le sol dans le plan vertical. Ajoutons que le contenu de leur éponge, leur conscience, est différent.

Deux auteurs très connus pour leurs travaux dans le domaine de la représentation consciente ou inconsciente de l'image corporelle sont Head et Schilder. Leur définition est différente :

➤ Head préconise une approche neurologique du corps.

➤ Selon Schilder, l'image du corps est composite et plus complexe. Il inclut les fonctions organiques au contenu de l'éponge.

Selon Head, les impressions induites par les postures imprègnent le cortex sensoriel et créent des « schémas ». L'intérêt de son point de vue réside dans la possibilité de modifier les schémas, puisqu'il pense que la sensation qui arrive au cerveau est chargée des impressions précédentes. Ainsi, le schéma corporel change si les postures varient.

Paul Schilder observe un certain nombre de patients et découvre que la posture apprend à connaître son corps. La faculté de savoir localiser les différentes parties du corps développe la connaissance de leur interaction. Une image optique du corps, c'est-à-dire une représentation mentale, se construit alors.

L'image du corps et le schéma corporel en sophrologie

Si le premier degré de la relaxation dynamique contribue à créer une bonne image optique et un ressenti du corps, c'est la représentation mentale que nous structurons grâce au deuxième degré – hormis les exercices complémentaires de l'entraînement du cerveau. Connaître ces deux images, c'est devenir un être harmonieux. Paul Schilder jette un pont entre la vie psychique et l'activité motrice : **une sensation est souvent suivie d'une action**. Par exemple, si vous sentez une grosse chaleur, vous retirez la main du feu ; ou encore, si vous appréciez la fraîcheur d'un joli bouquet de fleurs, vous essayez de la préserver.

La représentation du corps est parfois perturbée

Le sujet n'en reconnaît pas certaines parties les yeux fermés. Ça peut être un indice de relations conflictuelles avec l'entourage. Il arrive que les sensations provenant d'un côté soient différentes de celles de l'autre côté. Le but du dernier exercice de la relaxation dynamique est d'harmoniser ces sensations.

Les perceptions

Les sensations deviennent perceptions par comparaison avec des sensations précédentes. Ces perceptions emmagasinent de l'énergie. Elles la bloquent et deviennent inaction si le sujet est dans une situation stressante. L'image corporelle est également constituée par les objets qui nous entourent. Cela se fait normalement à partir des souvenirs acquis par le corps et des tendances motrices que nous développons. Si nous enrichissons nos sensations par des expériences nouvelles, l'image de notre corps se modifie et se complète : veillons donc à rechercher plutôt de belles et harmonieuses émotions !

À SAVOIR

Le schéma corporel est une sorte de tapisserie dont le canevas est notre héritage génétique, les points sont les expériences acquises, et les couleurs l'interaction des émotions. On ne peut le décrire facilement, puisqu'il est subjectif...

La relaxation dynamique privilégie la création d'expériences nouvelles, dans le calme, grâce à l'action de la relaxation, et combine l'assortiment des sensations qui favorise le développement du corps, vécu dans sa globalité.

Les observations de Paul Schilder mettent en évidence la relation entre l'image corporelle et la formation du moi et du ça décrits par Freud pour qui, par exemple, un sujet dont le ça développe une pulsion de mort très violente peut se réaliser socialement en devenant boucher ou bien chirurgien.

L'approche de Paul Schilder complète la seule théorie psychanalytique. Elle reprend en compte le corps dans une analyse de la personnalité qui inclut le passé et le présent.

Schilder se rapproche des méthodes de la sophrologie qui font appel à des souvenirs vécus, en accréditant les thèses psychanalytiques de la connaissance de l'image de soi.

L'image du corps est également constituée par les notions d'espace et de distance, et par le concept de beauté lié au schéma corporel. Elle est forcément influencée par l'appréciation que chacun de nous porte sur sa propre beauté ou sa propre laideur.

La position du corps dans l'espace est aussi importante

Notre siècle privilégie la station assise alors qu'autrefois, les gens étaient « verticaux » : au XVIIe siècle, par exemple, ils écrivaient debout, travaillaient et parlaient en marchant à l'extérieur. La station debout et le mouvement cadencé de la marche accompagnaient la pensée, l'imagination. L'image de soi était différente. La sophrologie réintroduit le mouvement à notre époque statique.

Les grandes œuvres d'art témoignent de l'évolution des goûts. Les tendances de la mode influent sur la perception de l'image de soi, de même que l'état psychologique modifie le jugement.

Je me souviens, par exemple, d'une dame boulimique qui me disait : « La seule belle chose, c'est un gâteau ! » Le changement de conscience induit par la sophrologie lui a permis de dépasser ce stade et de s'intéresser aux autres beautés de la vie...

L'image de soi détermine aussi les rapports avec les autres. Par exemple, Thomas modifie ses relations avec sa compagne après son apprentissage, comme nous le verrons plus loin.

Sophrologie, harmonie et confort

La sophrologie introduit la connaissance du corps et la conscience de soi. Par la suite, autonomie et identité de la représentation de soi évoluent.

Bien sûr, l'héritage génétique influence l'individu, mais quand celui-ci cherche à se dépasser, il tend à vivre selon sa propre originalité. Il veut clarifier sa conscience, remettre son « éponge » dans le milieu naturel et favoriser les échanges bénéfiques avec son milieu.

À SAVOIR

Grâce à la relaxation dynamique, on harmonise les relations entre les parties du corps et le mental, on favorise éventuellement le développement de la vie affective, parfois spirituelle.

Nous allons décrire un cas qui illustre bien ce cheminement.

Le cas de Thomas

Thomas a soixante ans. Sa situation familiale est complexe. Il souffre de l'esprit très matérialiste de sa compagne.

Il veut se connaître mieux et trouver un chemin de vie. L'anamnèse est donc simple.

Nous convenons d'un contrat sans préciser de durée, puisqu'il s'agit d'une recherche. La relaxation dynamique du premier degré et la pratique quotidiennement, avec constance, bien que, au début, sa compagne dise qu'elle est dérangée par ses exercices. Il lui faut beaucoup de persévérance pour continuer... Mais, petit à petit, il arrive à prendre ses distances envers elle et son attitude vis-à-vis de l'apprentissage. Un jour, il m'informe que sa compagne recherche un stage de formation professionnelle. Ce sera le premier signe que l'apprentissage de Thomas est positif pour elle aussi.

Il rejoint bientôt un groupe du deuxième degré qu'il apprécie beaucoup. Puis il fait l'apprentissage du troisième degré, la voie royale pour vivre la vie spirituelle. Sa progression paraît lente, mais il est important que chacun chemine à son rythme.

Durant l'apprentissage, sa vie se transforme. Il recrée des liens avec sa famille qu'il ne fréquentait plus depuis un long moment.

Il a jugé et refusé le matérialisme de sa compagne et acquis de l'autonomie. Il était devenu nécessaire que leurs voies divergent, mais cela s'est passé « en douceur ». Quand il décide de terminer son parcours, il déménage, change de vie, garde son travail et partage sa recherche spirituelle avec une communauté de son choix. J'ai vu ainsi des élèves catholiques renouer avec la vie de leur paroisse, d'autres s'orienter vers des groupes de soutien aux malades grâce aux méthodes de méditation de groupe.

Remarque sur les couples

Il faut noter que le sophrologue n'intervient jamais dans les conflits d'un couple et que, si séparation il y a, c'est toujours le fruit d'une réflexion et d'une décision personnelle.

La sophrologie en pratique

Dans cet ouvrage, ces exercices sont enrichis d'exemples et permettent de progresser chacun selon son rythme. La vitesse de l'apprentissage et l'apparition de ses bienfaits dépendent du vécu de chaque personne et de son attente. On ne peut pas comparer deux progressions. Au début, il est fondamental de respecter la progression des degrés et l'ordre des exercices. Plus tard, vous serez capable de vous les approprier.

Chacun choisit à sa convenance le lieu de pratique.

Deux exercices préliminaires introduisent à la pratique du premier degré de la relaxation dynamique. Ce sont :

- l'apprentissage de la respiration abdominale ;
- l'apprentissage du seuil sophroliminal par la méthode des couleurs ou la sophronisation de base.

La relaxation dynamique

La relaxation dynamique comprend quatre degrés qui constituent le premier cycle de la sophrologie. Comme ce sont les trois premiers degrés qui sont le plus souvent utilisés par le sophrologue, et les personnes, ils sont décrits dans ce livre. Les autres cycles au nombre de douze, divisées en trois cycles : réductif, radical et existentiel, ont été mentionnés dans la partie historique.

Le premier degré

Il permet d'élaborer la perception du schéma corporel et de l'image de soi. Il comprend :

- une première partie composée de neuf exercices ;
- une deuxième partie, formée de sept exercices ;
- deux techniques complémentaires : l'activation sophronique et la sophro-acceptation progressive.

Le deuxième degré

C'est un approfondissement de la connaissance de soi qui se compose de :

- la première partie : la méditation sur soi ;

- la deuxième partie : la pratique sur les sens qui permet à la « corporalité » de se vivre comme une réalité objective.

Le troisième degré

Il s'effectue toujours en présence du sophrologue. Le troisième degré comprend un exercice assis, en silence, et une marche cadencée indispensable à la reprise corporelle.

Le quatrième degré

C'est une synthèse des trois degrés précédents qui relie le corps et le mental. Il entraîne la personne vers les autres et vers le monde.

Il se pratique généralement en groupe.

Chapitre 2

Les exercices

Sophrologie et relaxation dynamique

Au début, je propose la pratique des exercices simples de relaxation faire connaissance avec son corps. Vous les pratiquez dans la position la plus confortable pour soi-même : assis, debout ou couché.

La respiration abdominale

La respiration abdominale peut devenir une seconde nature.

Elle est sous-diaphragmatique. Très apaisante, c'est la respiration normale du bébé, mais elle apparaît encore chez l'adulte, pendant son sommeil.

Elle consiste à gonfler uniquement le ventre en inspirant l'air par le nez, puis à le dégonfler en expirant par le nez.

■ Voici comment procéder

On peut penser, par exemple, à un bateau sur le haut d'une vague quand on inspire, et l'imaginer descendant doucement celle-ci pendant qu'on expire.

Une autre méthode consiste à poser les deux mains croisées sur le ventre, pour bien sentir les mouvements de l'inspir et de l'expir.

On commence par quelques exercices volontaires pendant la journée, puis **on poursuit régulièrement tous les jours.** L'idéal serait de les faire tout au long de la journée !

La respiration abdominale calme et assouplit le diaphragme. Vous pouvez la pratiquer n'importe où : à la maison, en voiture, en autobus...

Dans le tableau suivant, décrivez chaque jour l'évolution de votre bien-être en état de veille et en état de sommeil, et comparez vos sensations au bout de sept jours.

En étudiant votre progression, n'hésitez pas à prolonger l'apprentissage de la respiration abdominale une semaine de plus si vous ne possédez pas bien la technique. Choisissez vos propres mots :

	Sommeil	**Veille**
1er jour		
2e jour		
3e jour		
4e jour		
5e jour		
6e jour		
7e jour		

Goûter les bienfaits de la relaxation

Il existe de nombreuses méthodes pour atteindre l'état naturel de relaxation situé entre la veille et le sommeil, je propose trois méthodes :

- le training autogène de Schultz qui est un apprentissage « au long cours » ;
- la méthode des couleurs ;
- ou bien, la sophronisation de base qui est beaucoup plus rapide.

Vous pouvez pratiquer la méthode de votre choix.

Le training autogène de Schultz

Son but est d'induire la déconnexion générale de l'organisme et sa sensibilisation, grâce à des exercices physiques rationnels dérivés de l'hypnose. Le training autogène, méthode basée sur la suggestion, comprend deux cycles. Le cycle supérieur est pratiqué avec un accompagnant.

Le cycle inférieur

Il consiste en séances d'un quart d'heure au début, qui se limitent à quelques minutes quand on est entraîné. On conseille de pratiquer l'ensemble trois fois par jour.

Les exercices se font dans une pièce calme, l'élève est allongé ou assis dans un fauteuil. Il arrondit le dos et commence à penser : « Je suis tout à fait calme. »

Puis il se concentre sur :

- **la pesanteur,** en formulant : « Mon bras est lourd... », et en étendant progressivement la sensation dans tout son corps ;
- **la chaleur,** en cherchant à ressentir la chaleur dans les mains, les avant-bras, les bras, et en étendant progressivement cette chaleur agréable dans tout le corps ;
- **le rythme cardiaque,** en essayant de percevoir les battements de son cœur et en formulant : « Mon cœur bat calme et fort... » ;

- **la respiration,** en ressentant l'air qui pénètre dans les poumons et en formulant : « Ma respiration est calme, tout à fait calme, je suis toute respiration... » ;
- **la chaleur abdominale,** en percevant la chaleur au niveau du ventre, comme si une source chaude en irradiait, et en formulant : « Mon plexus solaire est tout à fait chaud... » ;
- **la fraîcheur de son front,** en limitant l'action de la chaleur qui se diffuse dans tout le corps, et en formulant : « Mon front est agréablement frais... ».

La méthode des couleurs

Il est rare qu'on ne puisse pas faire cet exercice, car la plupart des gens voient bien les couleurs. Si ça n'est pas le cas, on peut remplacer les sept couleurs par les sept notes de musique.

L'évocation des couleurs est apaisante. On la pratique avant les exercices de la relaxation dynamique.

Elle consiste à détendre toutes les parties du corps, sans qu'il soit besoin d'évoquer le corps lui-même. Cette méthode peut aisément et rapidement se pratiquer dans tous les lieux : une salle d'attente, une voiture arrêtée, un transport public, etc. Elle est conseillée pour toutes les situations anticipées ou vécues comme stressantes.

En pratique

Dans un état entre somnolence et endormissement, on visualise successivement le rouge, l'orange, le jaune, le vert, le bleu, l'indigo et le violet – les couleurs de l'arc-en-ciel.

Quand on ne peut pas y arriver, on a recours à un « support de visualisation », c'est-à-dire qu'on s'aide en imaginant un objet de la couleur qui doit être impérativement lié à une satisfaction profonde et si possible – bien qu'il n'y ait pas d'obligation – au règne végétal qui représente la vie.

Voici comment procéder

Installez la respiration abdominale... Fixez un point agréable dans la pièce, puis fermez les yeux.

Pensez aux couleurs. Si la couleur n'apparaît pas, imaginez un objet agréable qui a cette couleur.

En même temps, pensez aux associations suivantes :

- *Rouge* - détente physique
- *Orange* - détente émotionnelle
- *Jaune* - détente intellectuelle
- *Vert* - sérénité de l'équilibre
- *Bleu* - tendresse, amour donné ou reçu des autres
- *Indigo* - conscience de soi
- *Violet* - sagesse.

Ainsi, on atteint le seuil de détente dénommé « sophroliminal ». Pour le quitter, **il est impératif** de se préparer mentalement en reprenant l'évocation des couleurs dans le sens inverse :

Violet - sagesse.

Indigo - conscience de soi

Bleu - tendresse, amour donné ou reçu des autres

Vert - sérénité de l'équilibre

Jaune - détente intellectuelle, pensée qui se réorganise plus clairement.

Orange - détente émotionnelle

Rouge - détente physique

Reprise progressive du tonus musculaire

Pour récupérer son tonus musculaire, on peut s'étirer en bâillant, si le lieu est propice... De toute façon, il faut remuer discrètement les poings et les pieds.

■ La sophronisation de base

Cette technique spécifique à la sophrologie consiste à détendre progressivement le corps.

Avant de commencer, je propose souvent de « sentir » son corps en le « mesurant » avec les mains. Je recommande aussi de le dessiner et, surtout, de garder ce premier croquis, même s'il ne vous plaît pas.

POUR L'ANECDOTE

> Entre autres expériences, je me souviens d'une élève qui s'était dessinée comme une grosse boule... Après une simple détente, elle avait modifié son dessin en y ajoutant des jambes...

L'exercice en lui-même

Choisissez la position qui vous paraît la plus agréable : assis, debout ou couché.

Fermez les yeux si vous le pouvez, cela facilite l'exercice. Sinon, commencez les yeux ouverts.

Installez votre respiration abdominale sur un rythme calme.

Dans l'ordre indiqué, sollicitez les muscles du côté droit si vous êtes droitier, du côté gauche si vous êtes gaucher.

Laissez aller les muscles de votre front. Le front représente le siège de la pensée, faites-vous donc un front serein.

Je conseille de penser, par exemple, à un plan d'eau calme, un lac de montagne, une flaque d'eau à marée basse... Ou bien à un oiseau dans le ciel qui entraîne vos pensées, ou bien à un petit train qui s'en va.

- Laissez aller les muscles du contour des yeux et des paupières.
- Laissez aller les muscles des joues, du contour des lèvres.
- Laissez aller les muscles des joues à l'intérieur de la bouche.
- Laisser les dents se desserrer et la langue s'assouplir.
- Laissez aller les muscles des épaules, des bras, des avant-bras, des poignets et des mains jusqu'au bout des doigts. Les articulations sont souples.

- Laissez aller les muscles de votre abdomen, ceux qui entourent l'appareil digestif et l'appareil urogénital.
- Laissez aller les muscles du thorax, ceux des épaules.
- Laissez aller les muscles de la face dorsale du dos qui se relâchent jusqu'aux vertèbres lombaires.
- Laissez aller les muscles fessiers.
- Laissez aller une jambe : les muscles profonds de la cuisse, les muscles du mollet.
- Laissez aller les muscles de l'autre jambe, les muscles profonds de la cuisse, les muscles du mollet.
- Laissez aller les muscles d'un pied, puis de l'autre pied.
- Prenez conscience de votre corps globalement détendu. Vivez pleinement cet état de bien-être qui s'améliorera au fur et à mesure de votre entraînement.

Il est indispensable de se préparer mentalement à effectuer la reprise physique pour terminer la séance :

Respirez amplement trois fois et remuez les orteils.

Si vous vous trouvez dans un endroit où vous pouvez le faire, étirez-vous, bâillez et vivez ce plaisir !

Cette méthode se pratique chaque fois que vous en sentez le besoin et dans tous les endroits où il est possible de fermer les yeux.

Au début, persévérez pour mettre en place ce seuil de relaxation. Après quelques semaines, il s'installe automatiquement.

Le schéma ci-après représente le processus complet.

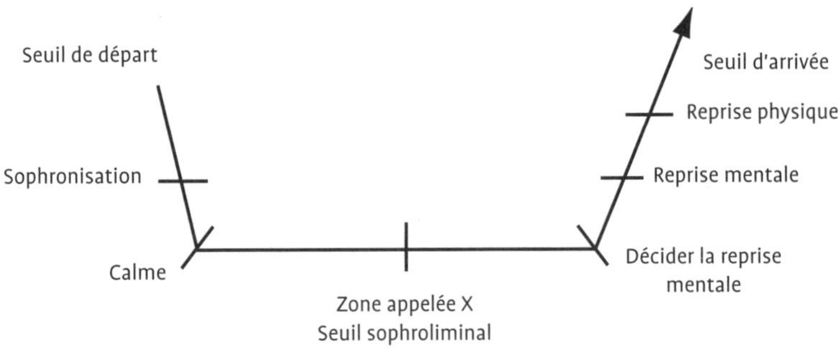

À SAVOIR

Il existe aussi un rythme respiratoire appelé « ultradien » qui varie toutes les quatre-vingt-dix minutes environ. Observez-vous et vous remarquerez qu'à ce moment la respiration change de narine. Quand vous aurez bien repéré ce rythme, vous pourrez en profiter pour vous détendre rapidement. Cela vous mettra à l'aise pour les quatre-vingt-dix minutes suivantes.

Il est bon de noter votre progression. Cela vous encouragera à pratiquer régulièrement et vous permettra de ne pas oublier les étapes que vous avez franchies.

À cet effet, vous trouverez dans les pages suivantes des tableaux que je vous propose de remplir en décrivant le plus précisément possible ce que vous ressentez.

Pendant ces deux premières semaines d'apprentissage, remplissez tous les jours cette grille d'évaluation en indiquant, avec vos propres mots, la qualité de votre détente (peu satisfaisante, satisfaisante, agréable, très agréable...) et observez votre progression.

Puis dessinez de nouveau votre corps et comparez les croquis au fur et à mesure.

Si on éprouve une difficulté à faire cet exercice, il est préférable d'abandonner temporairement la méthode et de prolonger ses exercices de respiration abdominale.

	Qualité de la détente au cours de la semaine N°1
1er jour	
2e jour	
3e jour	
4e jour	
5e jour	
6e jour	
7e jour	

	Qualité de la détente au cours de la semaine n°2
1er jour	
2e jour	
3e jour	
4e jour	
5e jour	
6e jour	
7e jour	

Le premier degré la relaxation dynamique

Première partie du premier degré de la relaxation dynamique

Cette partie comprend neuf exercices inséparables en cours d'apprentissage. Ils peuvent être exécutés à tout moment de la journée, sauf – si possible – juste après les repas. Vous devez exécuter tous les gestes chaque fois que vous faites un exercice.

À SAVOIR

Au début, il faut les réaliser tous. Ne faites pas une course de vitesse ! Progressez à votre rythme !

La respiration est généralement synchronisée. Elle doit être exécutée en même temps que les gestes. On la nomme « *respiration synchronique* ». Il s'agit, en commençant les exercices avec les poumons vides, d'inspirer au début, de garder les poumons pleins pendant l'exercice, et d'expirer à la fin.

Cette série d'exercices permet d'acquérir un bon « *enracinement* », c'est-à-dire une démarche calme, une verticalité sans tension, la sensation d'être bien planté sur ses jambes et « bien dans sa tête ». Les schémas vous aideront à visualiser les exercices avant de les faire vous-même.

■ Premier exercice : pratique du « Tra-tac »

Fixez votre regard sur l'ongle du pouce que vous rapprochez lentement du front jusqu'à ce que le pouce touche le « point glabelle » (racine du nez entre les deux sourcils).

Après l'exercice, pratiquez une sophronisation de base debout, les yeux fermés si possible.

■ Deuxième exercice : prise de conscience du souffle

Après avoir expiré par le nez, inspirez en commençant par le ventre, puis le thorax, puis les épaules (A).

Posez les pouces sur les narines et retenez l'air (B et C), tandis que le poids de votre tête entraîne votre dos en avant (D).

Ne forcez jamais pour courber le dos. Quand vous le désirez, soufflez l'air violemment en jetant les bras vers l'avant (E).

Attention : laissez la tête remonter lentement, puis redressez le buste.

Recommencez trois fois et accueillez les sensations que vous êtes en train de vivre, nommez les si vous le pouvez, puis prenez un temps de récupération.

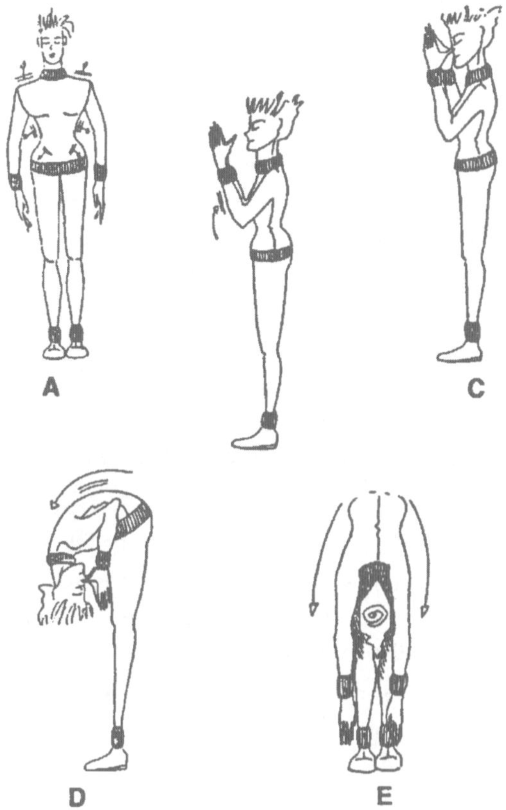

À SAVOIR

Je vous rappelle que l'apprentissage doit être fait correctement et qu'il est déconseillé d'utiliser chaque exercice séparément au cours de l'apprentissage. Ci-après vous trouverez une indication physiologique et psychologique du bénéfice de l'exercice. Il est de votre responsabilité de vous les approprier et les utiliser selon les exemples proposés.

Troisième exercice : prise de conscience des cinq sens

Inspirez en débutant par le ventre, puis le thorax, puis les épaules (A).

Tout en gardant l'air, posez un pouce sur chaque oreille, un index sur chaque œil et un médius sur chaque narine (B).

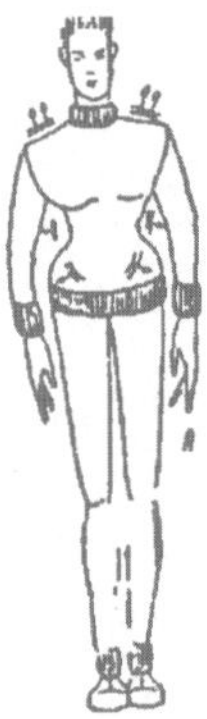

A

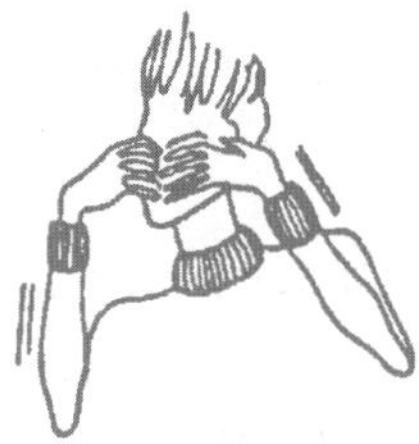

B

Laissez descendre la tête : dans cette position, elle entraîne le dos qui se courbe. Ne forcez pas (C).

Lorsque vous avez envie d'expulser l'air, jetez violemment les bras en avant, tout en soufflant par le nez (D).

Remontez la tête puis relevez le dos.

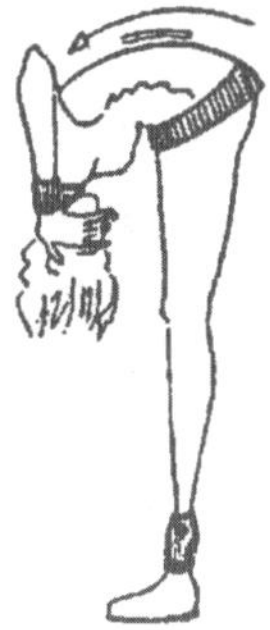

C

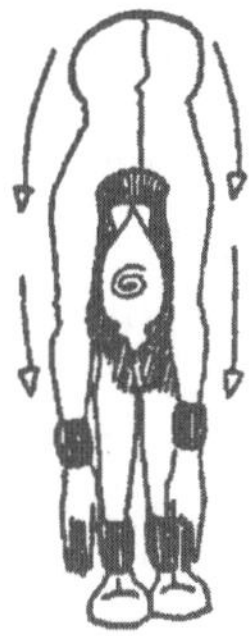

D

Répétez trois fois l'exercice.

Ces gestes de la tête libèrent la tension des anneaux musculaires, oculaire, buccal. La connaissance des proportions du visage, de la place des yeux, du nez, de la bouche et des oreilles progresse dans la conscience. L'expiration violente qui accompagne les exercices augmente l'alimentation du cerveau en oxygène.

Pratiquez-les lorsque vous avez besoin de vous libérer des tensions avant une réunion, une action délicate une tension relationnelle.

■ Quatrième exercice : rotation de la tête

Tournez trois fois la tête de gauche à droite en inspirant par l'abdomen pendant la rotation et en expirant pendant l'autre (A).

Remuez trois fois la tête de haut en bas (B).

Décrivez trois fois un cercle avec la tête (C).

A

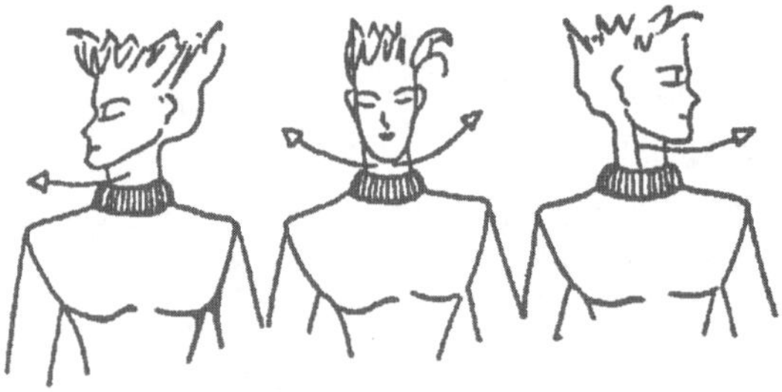

B

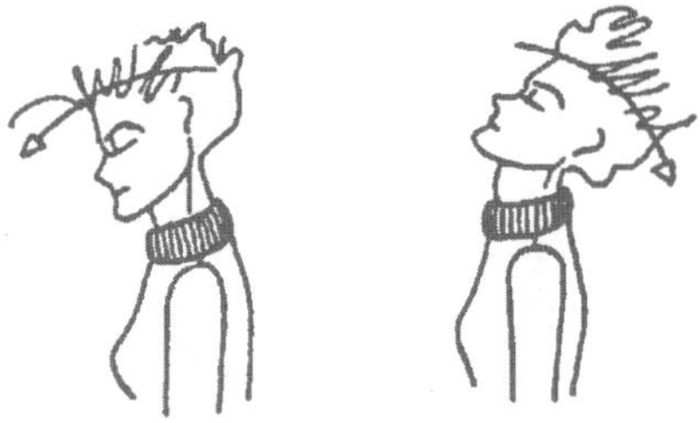

C

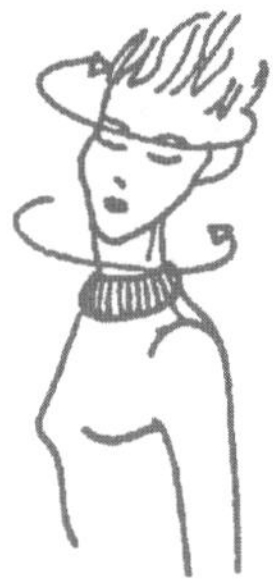

On doit « vivre et ressentir » les rotations de la tête. Elles libèrent les tensions de la nuque et ont une action sur tous les muscles du corps qui s'entrecroisent – voir figure 2, 3, 4 et 5 p. 27. Elles agissent également sur la thyroïde. On peut les utiliser lorsqu'il s'agit de se préparer mentalement à une sortie de situation douloureuse à une prise de décision engendrant une ouverture vers l'inconnu.

■ Cinquième exercice : geste des épaules

Toujours debout, bien enraciné, inspirez par le ventre, puis le thorax, puis les épaules, et gardez l'air (A).

Poumons pleins, montez et descendez les épaules en les dénouant, comme si vous pompiez (B et C).

Ne forcez pas et expulsez l'air par le nez dès que vous sentez la moindre fatigue. Ne recherchez pas la perfection, laissez-vous aller. Au début, si vous ressentez trop de tension, ne pratiquez qu'une ou deux fois et enchaînez directement avec l'exercice suivant : la « cible ».

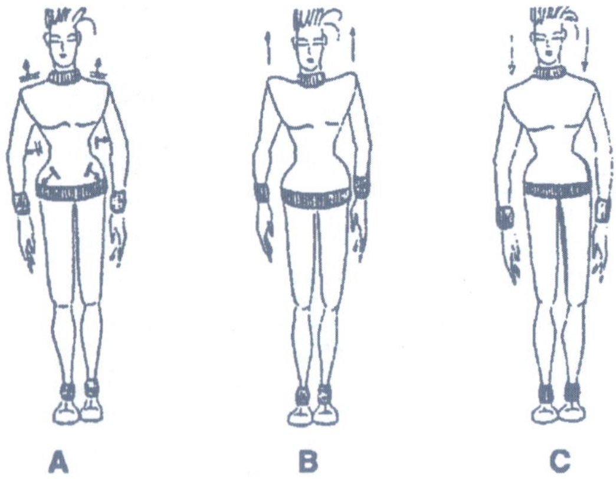

Le pompage des épaules libère l'agressivité nécessaire à l'attaque de la cible et les tensions liées aux interdits parentaux car, dans la symbolique du corps, l'épaule droite représente la mère et l'épaule gauche le père. Ce geste libère aussi peu à peu la musculature de la colonne vertébrale et lui permet de se redresser. À pratiquer pour vous soulager des tensions sociales, médiatiques, professionnelles, familiales.

■ Sixième exercice : la cible

Faites les gestes d'accrocher une cible imaginée sur un support imaginé.

Fixez un récipient imaginé, attaquable par les poings : un sac en papier par exemple. Vous pouvez en changer à votre gré au cours des exercices.

Dans ce récipient, faites le geste de jeter vos soucis, vos peines, vos difficultés mentales, les événements pénibles, contraignants, agressants, les sentiments douloureux, les traits de caractère, les défauts des personnes. **N'y mettez jamais une personne !** Ressentez vos épaules vos bras, vos mains qui déposent ce fardeau dans le récipient.

Lorsque vous avez terminé, inspirez par le ventre, puis le thorax, en ouvrant les épaules et ***attaquez*** la cible, le récipient et son contenu ! Laissez monter toute la colère qui est en vous !

Amenez le poing contre l'épaule puis frappez la cible avec toute votre énergie en expulsant l'air de vos poumons ! Ouvrez le plus possible l'épaule. Lancez bien le poing à partir de l'épaule car vous voulez détruire complètement la cible et vous débarrasser de son contenu (A et B).

Frappez trois fois avec un poing, puis avec l'autre, en partant toujours de l'épaule.

Enchaînez trois fois de suite avec les deux poings. Vous pouvez vous acharner contre cette cible si vous avez envie d'en détruire complètement le contenu.

Libérez votre agressivité !

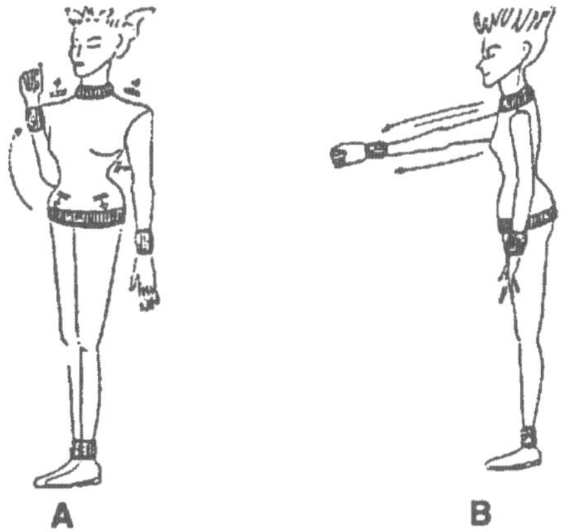

Si vous trouvez que la destruction n'est pas achevée vous pouvez imaginer que vous l'écrasez, le mixez ou le passez au bulldozer, tous les moyens sont bons !

Quand vous sentez que vous en êtes « déchargé », arrêtez-vous et mettez-vous à genoux. Vous allez maintenant vous débarrasser des « déchets ». Je vous propose trois manières :

- *Premièrement*, vous imaginez que vous enterrez ces déchets. Vous choisissez l'endroit, vous creusez, vous les mettez au fond, vous les tassez et les recouvrez de terre.
- *Deuxièmement*, vous imaginez que vous êtes au bord d'une rivière et que vous y jetez violemment les débris. Vous voyez que l'eau les emporte et qu'elle devient claire comme votre esprit.
- *Troisièmement*, vous éparpillez les débris dans l'air.

Efforcez-vous de ressentir la détente et attendez de vous sentir prêt à pratiquer l'exercice suivant.

Debout, vivez pleinement les sensations qui se présentent, quel que soit le moyen choisi pour vous débarrasser de vos soucis. Relevez-vous et touchez-vous en signe d'harmonie.

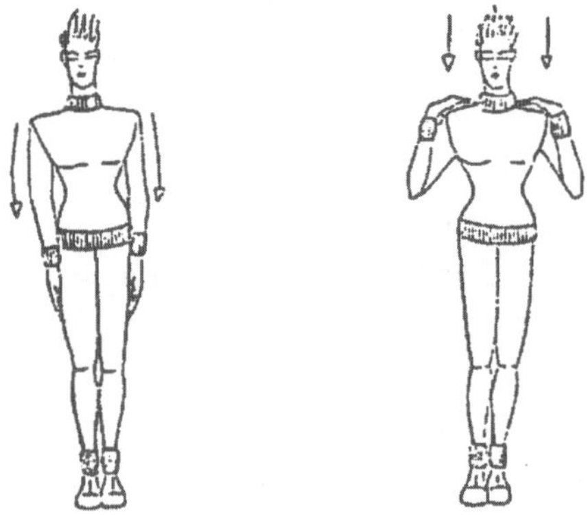

A B

Ce geste relaxe complètement les épaules et le dos et délivre des soucis.

À SAVOIR

Le bien-être apparaît immédiatement si on accepte la modification des pensées et de leur formulation, puisque la pratique de la sophrologie modifie la conscience. Les soucis, les épreuves, les désagréments, sont formulés différemment après une ou plusieurs semaines de pratique, suivant les cas. Même s'il agit lentement, l'exercice de la cible permet de voir la vie autrement. Grâce à lui, on peut imaginer qu'on change les « verrous » de sa pensée, de ses désirs. Il fait progresser la manière de concevoir les événements.

■ Septième exercice : geste des bras et des mains

Inspirez en commençant par le ventre, puis le thorax en ouvrant bien les épaules, et élevez les bras à l'horizontale.

Fléchissez le bras droit, amenez la main droite ouverte sur l'épaule droite, trois fois. Puis, fléchissez le bras gauche et amenez la main gauche ouverte sur l'épaule gauche, trois fois. Enfin recommencez le geste avec les deux bras, trois fois (A et B).

Abaissez les bras en expirant.

Sentez dans vos bras la différence de poids quand ils montent et quand ils descendent. Faites l'exercice trois fois.

Prenez le temps de goûter les sensations qui se présentent et approfondissez votre détente. Ensuite, préparez-vous mentalement à l'exercice suivant.

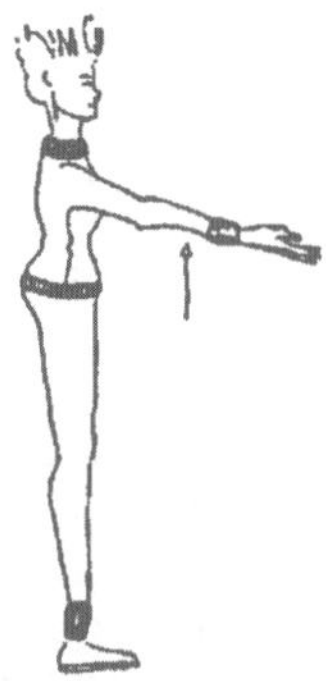

A

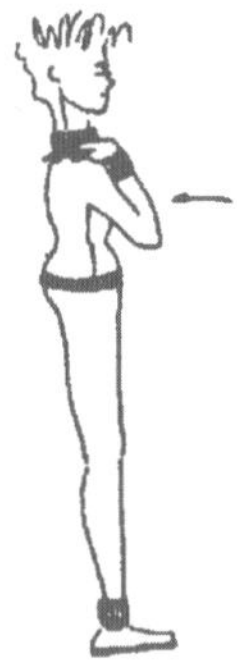

B

■ Huitième exercice : geste des bras et des poings

Debout, les deux bras le long du corps (A), inspirez en montant un bras à l'horizontale (B) et pliez le coude pour amener le poing sur l'épaule (C).

Faites l'exercice trois fois avec chaque bras, puis trois fois avec les deux bras en même temps.

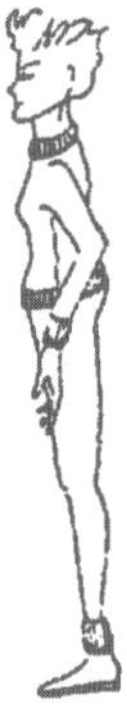

A

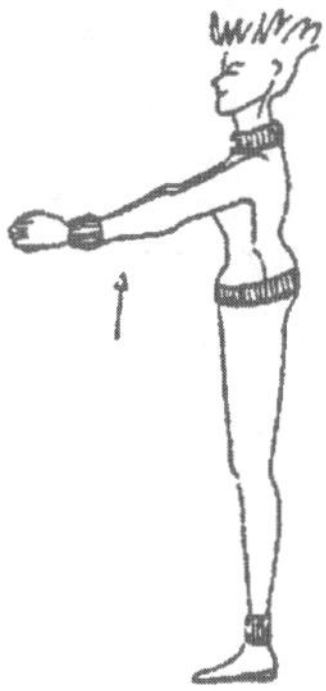

B

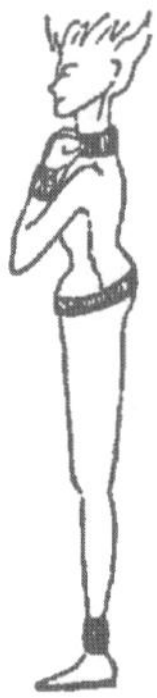

C

Ces gestes détendent les épaules quand vous les pratiquez. Acceptez vos souvenirs. Quelles relations vivez-vous ? De nombreux participants se posent la question. Ici, c'est à vous de répondre. Mais souvenez-vous que cette prise de conscience n'est ni une suggestion ni une obligation.

À partir de cet exercice, il est impossible de vous proposer un exemple d'appropriation des exercices de la fin de cette partie et des autres degrés. Par contre, la lecture des divers exemples vous aidera à progresser car il s'agit de la relation à votre conscience.

■ Neuvième exercice : geste du moulinet

Poumons pleins, faites des rotations de bras autour de l'épaule jusqu'à ce que vous ne puissiez plus retenir l'air (A).

À ce moment, jetez votre bras vers l'avant en expirant l'air. Faites l'exercice trois fois avec le bras droit, trois fois avec le bras gauche, trois fois avec les deux bras (B).

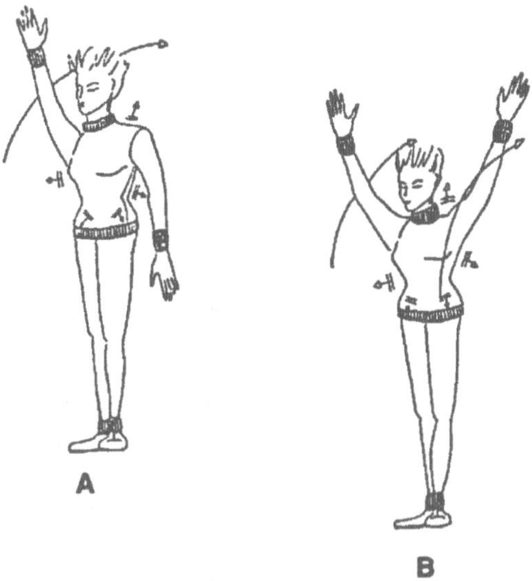

A

B

■ Pour terminer

Pour terminer les exercices, toujours les yeux fermés, allongez-vous pendant quelques instants, fermez les yeux. Sentez votre corps détendu, libéré de ses tensions, et reprenez votre tonus musculaire en serrant les poings. Puis bougez les jambes, étirez-vous, baillez si vous en ressentez le besoin. Et enfin, ouvrez les yeux.

La première partie des exercices est terminée. Vivez les sensations présentes, nommez-les si vous le pouvez, accueillez vos souvenirs. Vous pouvez rester allongé et profiter quelques instants de votre détente. Si vous devez reprendre une activité immédiatement, serrez les jambes, les poings, et ouvrez lentement les yeux en reprenant conscience de l'heure et du lieu dans lequel vous vous trouvez.

Continuez de vous dessiner tel que vous vous imaginez et comparez les dessins. Vous approfondirez ainsi la connaissance de votre propre corps.

À SAVOIR

Après quinze jours, vous allez commencer la deuxième partie de la relaxation dynamique. Toutefois, si vous vivez une période tendue, persistez et attendez de constater les améliorations avant de débuter les autres exercices.

Tableau récapitulatif des deux premières semaines

	Progrès de la première semaine
Acquisition de la détente en position verticale	
	Progrès de la deuxième semaine
Prise de conscience du corps sur le sol	
Prise de conscience de la position verticale	

Prise de conscience de *l'enracinement*, le lien sol-corps	
Conscience des cinq sens (ouïe, odorat, goût, toucher, vue)	
Prise de conscience de la tête, de son déplacement dans l'espace, latéralement, d'avant en arrière	
Prise de conscience de tensions dans la nuque	
Prise de conscience de la mobilité des épaules ou de leur raideur	
Prise de conscience des bras, sensation de l'articulation de l'épaule, de l'avant-bras, de la main	
Sensations éprouvées en attaquant la cible	

Deuxième partie du premier degré de la relaxation dynamique

■ Le support de concentration

Il s'agit, après les exercices de la première partie, d'imaginer un objet, de préférence vivant, qui va servir de support à la concentration. On l'appelle « *objet neutre* ». L'expérience m'a montré qu'il est souvent plus facile de commencer sans objet de concentration et de ne l'intégrer que lors de la deuxième semaine, c'est donc ainsi que nous allons procéder.

■ Première semaine de la deuxième partie, exercices sans objet de concentration

Debout, vous prenez bien conscience de votre « *enracinement* », comme vous avez appris à le faire au cours de la première quinzaine, puis :

■ Premier exercice

Les yeux ouverts allongez vos deux bras devant vous et regardez vos doigts en les amenant vers les paumes comme si vous vouliez saisir l'air.

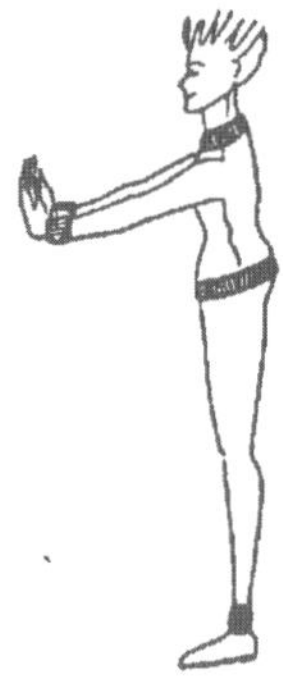

▪ Deuxième exercice : conscience des doigts et des poignets

Arrondissez les bras et bougez les doigts en les amenant vers les paumes, comme si vous essayiez de saisir un ballon. Faites-le trois fois en veillant à votre respiration et en prenant bien conscience de vos doigts et de vos poignets.

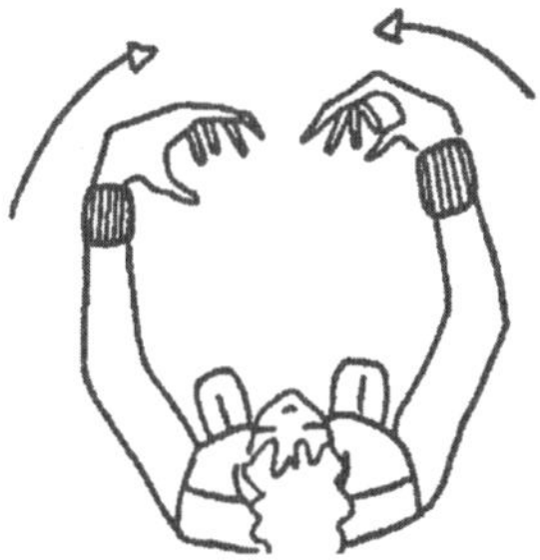

▪ Troisième exercice : au revoir

Bras allongés devant vous, baissez et relevez vos poignets, comme si vous disiez au revoir, trois fois de suite.

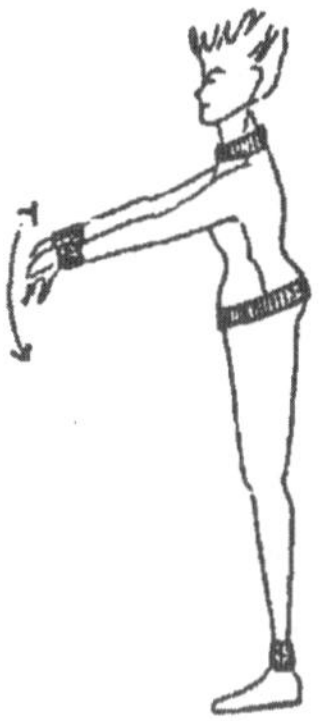

■ Quatrième exercice : geste du oui, du non

Pratiquez la sophronisation de base.

Puis fermez les yeux, gonflez le ventre en baissant la tête, expirez en ramenant la tête à la verticale. Enfin, inspirez de nouveau en penchant la tête en arrière (A et B).

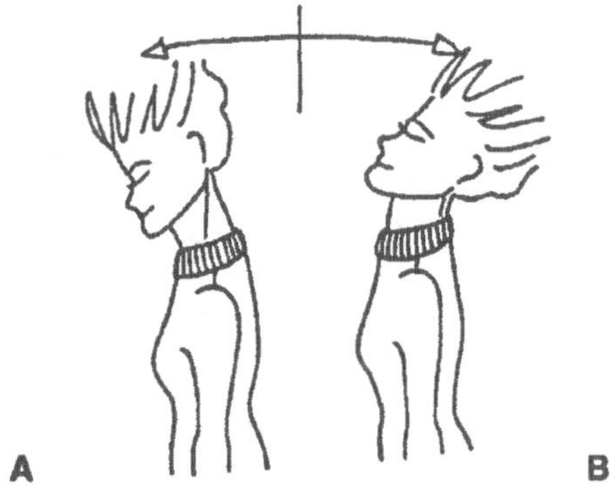

Geste du oui.

Attendez quelques instants pour approfondir votre détente, faites l'exercice trois fois.

Puis, toujours en pratiquant la respiration abdominale, faites une rotation de la tête vers la droite et vers la gauche, trois fois (C et D).

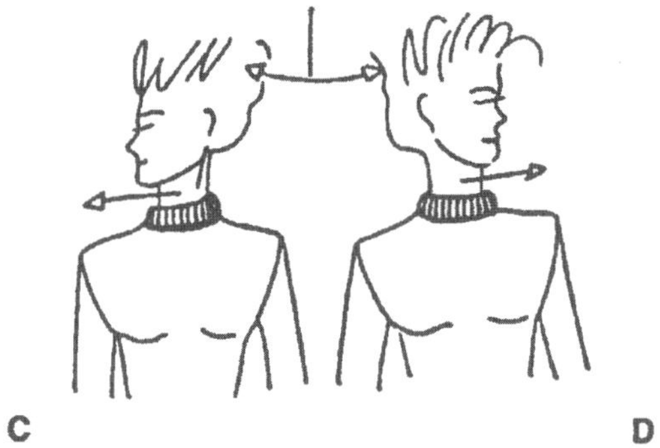

Geste du non.

■ Cinquième exercice : le Nauli

Ce geste mobilise le bassin : inspirez en commençant par le ventre, puis le thorax en ouvrant les épaules, et penchez-vous en avant. Appuyez vos mains sur vos genoux.

Videz l'air de vos poumons et commencez à débloquer le bassin en le faisant tourner. Si vous n'y parvenez pas, aidez-vous en remuant les muscles fessiers. Vous pouvez recommencer trois fois.

Arrêtez-vous quand vous le désirez, et aspirez en retrouvant la position verticale. Attendez, approfondissez votre détente.

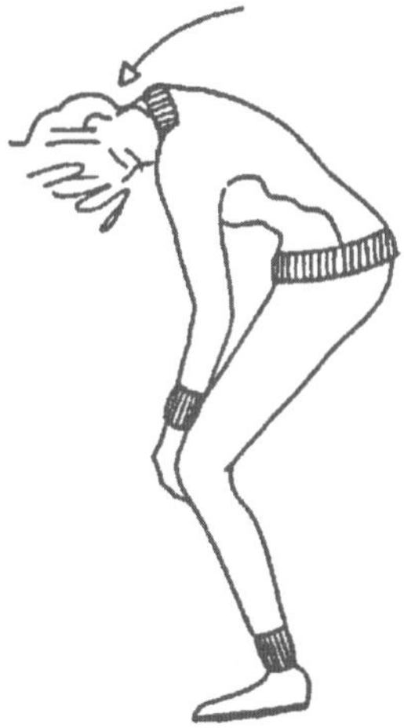

■ Sixième exercice : rotations du buste

Vous êtes debout, les deux bras le long du corps. Allongez les bras devant vous. Croisez les deux mains et tournez les paumes vers le ciel.

Montez vos bras, mains croisées, au-dessus de votre tête et penchez-vous en avant. Essayez de sentir le poids de la tête qui entraîne la descente. Expirez pendant ce mouvement.

Remontez la tête et les bras en inspirant.

Avec les bras au-dessus de la tête, mains croisées et paumes retournées, penchez le buste à droite, à gauche. Inspirez quand vous remontez et expirez quand vous descendez (A et B).

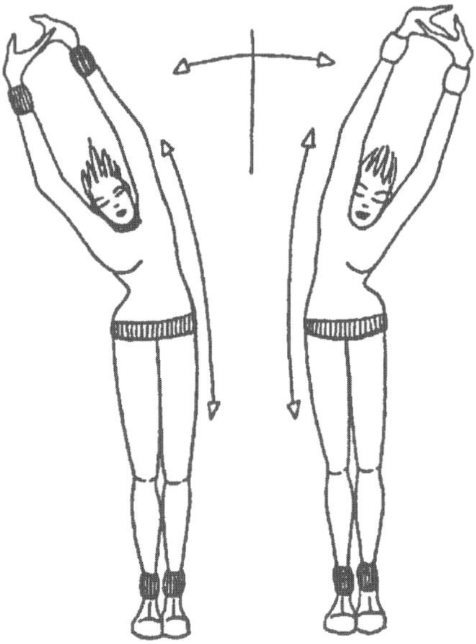

A B

Essayez de ressentir que le poids de la tête entraîne le corps.

Accomplissez ces gestes trois fois. Puis effectuez des rotations axiales du tronc, en penchant d'abord la tête qui va entraîner le tronc. Tournez la tête et faites suivre le corps (C).

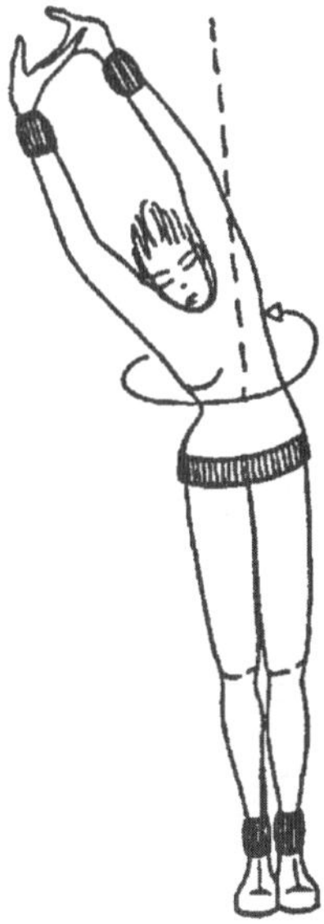

C

Prenez conscience de la partie supérieure de votre corps.

Descendez les bras le long du corps.

Touchez-vous en ressentant votre bien-être.

■ Septième exercice : polichinelle

Sautez plusieurs fois en « *polichinelle* », c'est-à-dire en étant très détendu.

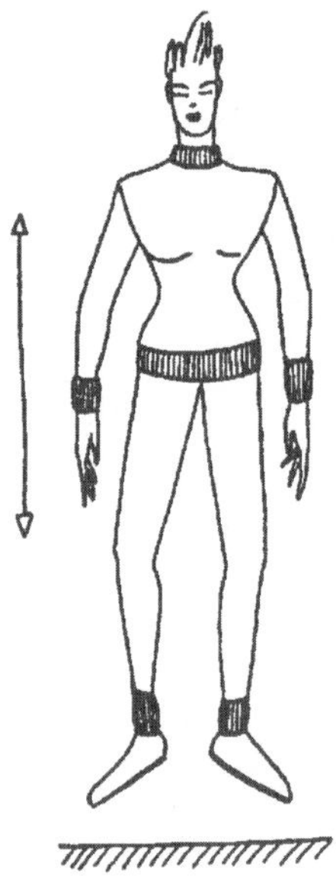

Arrêtez dès que vous en sentez le besoin.

Couchez-vous sur le dos.

Appréciez les sensations pendant quelques instants.

Puis, allongez-vous sur le côté droit, en chien de fusil. Sentez le poids de votre corps en contact avec le sol et ressentez éventuellement votre circulation sanguine.

Tournez-vous sur le côté gauche et recherchez les perceptions.

Enfin, mettez-vous sur le dos et découvrez les sensations différentes que vous avez éprouvées.

À SAVOIR

Continuez à dessiner votre corps, comparez avec vos dessins précédents et constatez les changements qui sont intervenus.

Pour terminer

Il est fondamental de garder son propre rythme et de ne pas vouloir « en faire trop » dans un souci de perfection.

Prenez le temps de bien assimiler les exercices et de les réaliser calmement.

Ne pratiquez jamais un geste en particulier, mais la série des exercices du premier degré tout entière.

Complétez la grille d'évaluation suivante en décrivant vos observations.

	Description des sensations physiques
Sensations de la région tête-épaules	
Sensations de l'articulation des poignets	
Sensations de liaison des muscles bras-épaules	
Sensations du déblocage musculaire du bassin	
Prise de conscience de la musculature des cuisses	
Prise de conscience de l'articulation des genoux	
Prise de conscience de la mobilité de l'ossature du pied	
Sensations du corps entier dans les balancements	

Évaluation des progrès

À la fin du premier mois d'exercice, les participants perçoivent nettement les améliorations. La grille d'évaluation comportementale suivante vous permet de noter. Remplissez-la soigneusement. Le fait d'inscrire des résultats concrets vous aidera à mieux prendre conscience de vos progrès.

Puis complétez les tableaux des bénéfices acquis, aux pages suivantes.

Bénéfices				
Physiquement	**immédiats**	**1 heure**	**+1 heure**	**jamais**
Décontraction des muscles				
Diminution de la fatigue				
Perte du stress				
Mentalement	**immédiats**	**1 heure**	**+1 heure**	**jamais**
Évolution de la pensée				
Prise de décision sur un sujet précis à court terme				
Meilleure perception de soi				
Ouverture de perspectives plus larges dans la relation avec les autres				
Ouverture vers de nouvelles connaissances relationnelles				
Ouverture vers de nouvelles connaissances spirituelles				
Développement de la vie intérieure				

Bénéfices après les exercices				
Évaluation comportementale	**Pas du tout**	**Un peu**	**Bien**	**Très bien**
Diminution du tabagisme				
Développement d'une harmonie personnelle				
Conscience de l'effet de calme sur soi				
Conscience de l'effet de calme avec les autres				
Prise de recul par rapport aux soucis				
Désir de se réaliser				
Évaluation personnelle	**Pas du tout**	**Un peu**	**Bien**	**Très bien**
Maîtrise du stress				
Amélioration de soi face aux émotions				
Prise de conscience des goûts personnels				

Évaluation personnelle	Pas du tout	Un peu	Bien	Très bien
Prise de conscience des aptitudes				
Prise de conscience de l'individualité				
Prise de conscience des erreurs				
Développement de la volonté de s'affirmer				
Progression de l'autonomie				
Progression de l'organisation				
Disparition des petites peurs				
Sensation d'être moins soumis				

Techniques complémentaires

Afin d'optimiser les bienfaits de votre relaxation dynamique du premier degré, nous conseillons généralement de compléter les séances par **l'activation intra-sophronique** ou **la sophro-acceptation progressive**.

L'activation intra-sophronique

La sophronisation de base, ou bien la méthode des couleurs, abaissent le seuil de vigilance et conduisent au seuil sophroliminal (cf. schéma 1). À ce niveau, il est intéressant de stimuler le cerveau en pratiquant l'activation intra-sophronique. Il s'agit de retrouver librement l'image d'une situation vécue agréablement. On peut modifier l'image au cours des séances.

Il s'agit, lorsqu'on se détend grâce à l'une des méthodes décrites plus haut, de « ressentir » un souvenir qui se présente de lui-même, sans qu'on ait besoin de le choisir. Lorsque le souvenir est là, on recherche les cinq sensations qui le composent :

- ***sensations visuelles* :** voir des objets, des meubles, des plantes, des paysages (de campagne, de mer), des formes de personnes, des couleurs ;
- ***sensations auditives*** : entendre des paroles, des voix, des bruits agréables ;
- ***sensations olfactives* :** sentir des odeurs réconfortantes ;
- ***sensations gustatives* :** percevoir des saveurs (si elles existent dans le souvenir) ;
- ***sensations tactiles* :** toucher des objets, des plantes et des personnes...

Certaines situations ne présentent pas toutes ces sensations... Ce n'est pas grave. N'acceptez que celles qui sont réelles, ne fabriquez pas des souvenirs et vivez pleinement le moment de bonheur et d'harmonie qui se présente à vous.

Activez toutes vos perceptions et restez dans cet état de joie aussi longtemps que le permet votre emploi du temps. Ne laissez pas vagabonder votre imagination, maintenez votre attention sur les sensations.

Quand vous voulez arrêter, acceptez d'abord l'idée de sortir de la relaxation. Laissez doucement partir l'image et reprenez votre tonus musculaire normal en vous étirant comme vous le faites le matin.

Reprenez conscience de l'heure, de la date et du lieu, vous vous sentirez mieux.

Le cas de Marie

Voici, comme exemple, le cas de Marie.

Elle se présente, très accablée par tous ses soucis.

L'anamnèse révèle une personnalité fragile. Elle dit qu'elle n'a vécu que des difficultés ces dernières années, sans aucun moment heureux.

Je lui demande tout de suite de passer le test de Wolpe (c'est un test d'estimation de la peur mis au point par Wolpe et Lang en 1964 : le sujet indique sur une échelle le degré de perturbation engendré par une série de situations).

Je décide avec elle de commencer l'ensemble des séances car les résultats du test ne révèlent pas de trouble de personnalité. Je m'efforce de lui apporter un peu de bien-être dès cette première séance.

Je lui apprends à se détendre par la méthode des couleurs. Elle y arrive très bien. La respiration abdominale est souple. Les dents sont desserrées.

Je lui propose donc de pratiquer l'activation intra-sophronique et lui demande de retrouver le souvenir d'une situation vécue agréablement.

Le sophrologue et son élève correspondent au moyen de l'index levé. Marie lève donc son index quand elle est prête. Je lui demande de retrouver toutes les situations sensitives de son souvenir et de les vivre intensément. Quand elle quitte une sensation, elle lève l'index et je lui propose la sensation suivante : vue, toucher, odeurs, bruits et goûts s'il y en a... Je remarque son visage qui change de forme et j'en déduis qu'elle les vit intensément.

Quand elle a quitté l'état de relaxation profonde, nous dialoguons. Elle m'explique qu'elle s'est souvenue d'un moment de ses vacances de l'année en cours qu'elle n'avait pas perçu comme une période agréable à l'époque, à cause de son état de santé.

Ainsi, grâce à l'activation sophronique, on obtient immédiatement un changement du niveau de conscience. Elle a permis à Marie de savourer un contexte de joie bien réel.

La sophro-acceptation progressive

La sophro-acceptation progressive est une méthode très utilisée. Elle permet de placer le futur dans l'« Ici et Maintenant ». Ainsi, on peut surmonter et dépasser les obstacles qui entravent la réussite d'un désir.

Il s'agit de se programmer.

Je conseille toujours de commencer par un programme personnel, indépendant du groupe, afin d'apprendre à maîtriser la technique.

Après la sophronisation de base, il faut vivre, de préférence avec les cinq sens, la réussite d'une situation en son temps, dans son espace, et avec ses moyens, par rapport à soi, puis par rapport aux autres.

On vit et on ressent, pendant un bon quart d'heure, la joie de sa réussite. Par exemple, on se voit en train d'accepter un trophée de victoire ou une coupe... Puis on revient aujourd'hui en sachant que le programme peut être revécu chaque fois qu'on le désire.

On comprend alors qu'un incident imprévu peut retarder la réussite, mais qu'il ne remet pas en cause le programme dans le cas d'un développement personnel.

Il faut sortir de l'état de bien-être et de détente progressivement, et faire la reprise mentale après s'y être préparé. Puis il faut se préparer aussi à la reprise physique et l'effectuer en remuant les poings, les mains, les jambes, et en s'étirant à son rythme.

Le deuxième degré de la relaxation dynamique

Le premier degré de la relaxation dynamique édifie l'image de soi dans le mouvement, développe la connaissance du corps et démantèle les grandes tensions.

Le deuxième degré de la relaxation dynamique complète cette harmonie.

Il fait progresser vers la connaissance de soi, non pas en tant que « personne mentale » mais en tant que « personne corporalisée », pourvue d'un corps physique et d'une personnalité enrichie par les cinq sens. C'est la prise de conscience du vécu de la corporalité.

L'objet de concentration devient un objet de méditation. Et cet « objet » est la personne elle-même, car il est important de se « voir ». C'est une phase souvent difficile...

Pour le deuxième degré, la pratique collective facilite l'apprentissage de l'autonomie car la dynamique du groupe spécifique à la sophrologie soutient efficacement la mobilisation individuelle.

Nous allons tout d'abord décrire les exercices de la première partie du deuxième degré de la relaxation dynamique qui comprend deux parties : la méditation sur soi et la pratique sur les cinq sens.

Puis nous décrirons les exercices de la deuxième partie du deuxième degré qui sollicitent les cinq sens.

Première partie du deuxième degré de la relaxation dynamique : la méditation sur soi

Effectuez une sophronisation de base debout, puis asseyez-vous sur une chaise pour effectuer le premier exercice.

■ Premier exercice

Inspirez à fond sans bouger, puis amenez les mains derrière la nuque, poumons pleins.

Expirez en relâchant la tension.

Faites l'exercice trois fois.

Prenez le temps d'accueillir les sensations qui se présentent et approfondissez votre détente.

Deuxième exercice

Levez les bras à la verticale. Croisez les mains en tournant les paumes vers le ciel tout en inspirant.

Retenez l'air puis expirez.

Faites l'exercice trois fois.

Prenez le temps d'accueillir les sensations qui se présentent et approfondissez votre détente.

Troisième exercice

Assis, inspirez et essayez de vous regarder comme si vous étiez en face de vous-même. On peut commencer par se voir comme dans une glace, car c'est un exercice difficile qui demande parfois du temps. Appliquez le principe du « laisser faire » et ne vous attardez pas trop sur cet exercice s'il vous paraît rébarbatif.

Expirez.

Faites l'exercice trois fois.

Prenez le temps d'accueillir les sensations qui se présentent et approfondissez votre détente.

Quatrième exercice

Assis, inspirez l'air, retenez-le.

Amenez la tête en arrière, puis expirez en ramenant la tête à la verticale.

Faites l'exercice trois fois.

Prenez le temps d'accueillir les sensations qui se présentent et approfondissez votre détente.

Cinquième exercice

Assis, inspirez l'air.

Baissez la tête en avant, et expulsez l'air en ramenant la tête à la verticale.

Faites l'exercice trois fois.

Prenez le temps d'accueillir les sensations qui se présentent et approfondissez votre détente.

Sixième exercice

Assis, inspirez l'air. Tendez un bras devant vous horizontalement, paume baissée.

Expulsez l'air.

Abaissez le bras le long du corps. Recommencez trois fois.

Continuez l'exercice avec l'autre bras trois fois, puis avec les deux bras en même temps, trois fois également.

Prenez le temps d'accueillir les sensations qui se présentent et approfondissez votre détente.

Septième exercice

Assis, inspirez l'air, tendez une jambe devant vous, et expirez en abaissant la jambe. Recommencez trois fois.

Continuez l'exercice avec l'autre jambe, trois fois, puis avec les deux jambes trois fois également.

Prenez le temps d'accueillir les sensations qui se présentent et approfondissez votre détente.

Huitième exercice

Assis, inspirez l'air, posez les mains sur la nuque, et étirez-vous. Cherchez à ressentir la totalité de votre corps dans la détente.

Expirez en relâchant le corps.

Faites l'exercice trois fois.

Prenez le temps d'accueillir les sensations qui se présentent et approfondissez votre détente.

■ Pour terminer

Effectuez la reprise de votre tonus musculaire assis. Étirez-vous, bâillez, vivez ce plaisir.

Ces gestes structurent le corps. Ils contribuent à la prise de conscience de l'estime de soi, du respect de soi, voire de l'amour de soi...

Deuxième partie du deuxième degré de la relaxation dynamique : le travail sur les cinq sens

À SAVOIR

Pour que les exercices soient bien appris, cette deuxième partie se pratique en état de relaxation avec un sophrologue entraîné. Je la cite à titre pédagogique.

Cette série d'exercices sollicite les cinq sens dans un ordre précis.

On pratique le toucher de soi : nez, bouche, oreilles, yeux, et enfin le corps qu'on palpe avec les mains. Cette partie se termine par l'émission d'un souhait de paix. Enfin, debout, on reprend conscience de son corps harmonieux.

Je propose volontiers une variante qui permet aux bienfaits de la deuxième partie de s'inscrire dans les nouvelles voies nerveuses stimulées par les exercices. Il s'agit d'un entraînement du cerveau qu'on pratique, en position assise, sur les cinq sens.

Voici comment procéder.

■ Premier exercice : les odeurs

Dans notre civilisation, c'est le sens le moins utilisé, mais c'est aussi le plus instinctif. Il est donc particulièrement important de s'exercer à développer l'odorat.

On peut choisir des odeurs de campagne, de végétaux… car la sophrologie accorde une grande importance à ce qui touche à la nature.

Je suggère d'éviter d'employer les parfums car ils sont souvent synthétiques. Cependant, si le démarrage peut être simplifié par ce choix-là, commencez par la comparaison d'eaux de toilette.

Comparez en état de détente les odeurs naturelles de tilleul et de pin, de mimosa et de lilas, des algues et du thym, d'une feuille de chêne et d'une feuille de noisetier, ou bien celles des croissants chauds et d'une glace que vous aimez… Faites preuve d'imagination.

Puis, quand vous en aurez terminé, évoquez les mêmes odeurs, essences, en commençant par la dernière jusqu'à la première, et revivez les sensations dans le sens inverse.

Deuxième exercice : le goût

Le sens du goût est lié à l'appréciation personnelle de la nourriture, mais aussi aux traditions culturelles, à l'âge et aux expériences vécues. Un goût peut être agréable pour certains et désagréable pour d'autres.

Cherchez à évoquer en état de relaxation deux saveurs complémentaires, chacune d'un côté de la bouche. Par exemple un goût de chocolat et un goût de café, ou bien un goût de vanille et un goût de framboise, ou encore une saveur sucrée et une saveur acide, en même temps.

Puis, quand vous en avez terminé, recommencez en inversant les sensations de côté.

Troisième exercice : l'ouïe

Placez les mains en coquille sur les oreilles.

Créez un bruit du côté droit et un autre du côté gauche.

Chacun choisit le bruit qui lui plaît : par exemple, le chant des oiseaux et le bruit de la mer ou bien, pour ceux qui aiment la musique, « La mer » de Trenet ou « Le Boléro » de Ravel. Puis inversez.

Après un entraînement, on pourra entendre les bruits de son propre corps.

■ Quatrième exercice : La vue

Placez les mains sur les yeux et les coudes sur les genoux.

Les yeux fermés, essayez de visualiser à droite la lettre A et à gauche le chiffre 1. Passez ensuite à la lettre B et au chiffre 2, à la lettre C et au chiffre 3, etc.

Ne forcez pas.

Ensuite, exécutez le même exercice en sens inverse : placez le chiffre 1 à droite et la lettre A à gauche, etc.

Poursuivez la série dans cet ordre jusqu'à la limite de votre temps disponible – ou de votre patience !

Puis, toujours les yeux fermés, entraînez-vous à visualiser un cheval blanc à droite et un cheval noir à gauche, et essayez de rapprocher les deux images pour ne plus voir qu'un cheval gris. Ou bien visualisez une tomate bleue à droite, une tomate jaune à gauche, et une tomate verte quand vous les rapprochez.

■ Cinquième exercice : le toucher

Touchez physiquement votre corps avec le bout de vos doigts, de la tête aux pieds. Prenez conscience du volume de votre corps.

Puis, imaginez un contact rugueux à droite et un contact voluptueux à gauche, par exemple l'écorce d'un arbre et de la soie, ou bien une croûte de pain et une serviette éponge.

Quand vous avez terminé, recommencez en inversant les sensations.

On peut pratiquer ces exercices alternativement avec ceux de la deuxième partie, après apprentissage.

Cet entraînement est simple et permet de mettre en route le mécanisme des échanges entre les deux cerveaux, qui développent l'harmonie personnelle.

À SAVOIR

Le cerveau droit est celui de l'irrationnel, de l'intuition, du langage, le gauche celui du rationnel, de l'objectif. Notre civilisation est fondée sur l'utilisation du cerveau gauche.

Le troisième degré de la relaxation dynamique

Au début, le troisième degré se pratique en groupe, avec le sophrologue. C'est la partie la plus méditative de la relaxation dynamique, une entrée dans un silence constructif de soi et un relâchement des tensions.

Le troisième degré s'accompagne d'une marche de méditation empruntée au « za zen ».

En pratique

Les participants sont assis en position orthostatique (le dos droit, le bassin basculé vers l'avant). La respiration est abdominale.

Après une sophronisation de base, ils respectent une période de silence méditatif pendant laquelle le sophrologue se tait.

Ensuite, sur un signe du sophrologue, les participants se lèvent et commencent à marcher lentement en rond, selon une cadence synchronisée avec la respiration.

Après cette marche, le sophrologue demande à chaque participant d'exprimer son ressenti.

On termine toujours les exercices du troisième degré par une reprise de conscience de l'espace et du temps, afin de se replacer en situation d'« ici et maintenant ».

La fin de la séance est toujours gaie, les élèves rient beaucoup, les dialogues post-sophroniques sont joyeux car les deux autres degrés ont nettoyé et cicatrisé les blessures de l'âme.

L'ensemble de ces exercices concluent l'apprentissage de la relaxation dynamique de la sophrologie.

À SAVOIR

Il est rare que les élèves aillent jusqu'au troisième degré qui est presque exclusivement méditatif et demande donc du temps, du calme et du silence, conditions très difficiles à rassembler dans notre civilisation !

Description d'un groupe du troisième degré

Un groupe du troisième degré évolue lentement. Les tensions s'éliminent progressivement jusqu'à disparaître. Les temps de silence sont de l'ordre de dix minutes, puis quinze, puis vingt. Si les entraînements des premiers et deuxième degré ont été bien suivis, le groupe est joyeux.

Les participants ressentent des sensations très différentes selon leur personnalité. Par exemple, une négociation des tensions du dos, la sensation de partir ailleurs, ou la prise de conscience d'une force émanant du ventre (le Hara)...

Dans le silence, le corps parle. Il se manifeste par des impressions qui ne sont plus seulement de l'ordre du « ressenti ». Une véritable relation avec l'imaginaire instantané (et non plus avec l'imagination construite) se crée. Le corps et le mental s'harmonisent. Il arrive donc que le sophrologue remarque des changements de la forme du visage et du corps des élèves. Quant à ceux-ci, il arrive qu'ils constatent parfois une modification de leur écriture. Serait-ce le reflet de leur transformation intime ?

Quelques cas d'apprentissage

Séances individuelles

Voici la description de deux cas d'apprentissage de la première partie de la relaxation dynamique du premier degré. Ces deux cas illustrent le parcours et l'évolution de personnes pratiquant la sophrologie.

■ Cas de Joseph

Joseph a vingt ans. Il est étudiant dans une grande école de commerce. Il se sent « stressé » et recherche simplement le moyen de se détendre.

Au cours de l'anamnèse, il parle volontiers de lui et raconte des difficultés familiales profondes. Il est sportif, fait de la planche à voile et dit qu'il manque de souffle. Petit à petit, au cours des séances, j'apprends qu'il est gros fumeur et attiré par l'alcool.

Je lui explique que l'exercice de la cible peut l'aider à se débarrasser du stress provoqué par ses rapports avec ses parents. Je lui montre comment maîtriser sa respiration abdominale. Il apprend très vite à respirer debout, assis et couché. Je constate qu'il a beaucoup de peine à se concentrer, qu'il bouge continuellement et je l'avertis qu'il faudra plusieurs séances pour arriver à un résultat. Il accepte. Je lui propose de me téléphoner entre les séances.

Il revient la semaine d'après en me disant qu'il ne s'est pas beaucoup entraîné. Je lui apprends la sophronisation de base. Nous faisons plusieurs essais assis, debout et couché. Je remarque ses hésitations.

Quand il revient la semaine suivante, il est toujours stressé mais il a fait quelques exercices. Nous commençons la première partie de la relaxation dynamique. Il est très content et me demande un support. Comme j'ai perçu son manque de concentration et ses difficultés à faire l'exercice du pompage des bras, je lui donne les dessins des exercices mais je lui refuse une cassette d'entraînement réalisée spécialement pour lui. Je lui explique qu'il doit s'efforcer de faire ses exercices à son rythme, plutôt que de suivre aveuglément l'accompagnateur.

Lors du quatrième rendez-vous, il raconte qu'il se sent un peu plus détendu et qu'il fume moins. Je lui explique que son anxiété ayant régressé, cela entraîne une diminution de sa dépendance tabagique. Elle progressera encore grâce aux exercices.

Nous décidons donc de recommencer la première partie de la relaxation dynamique du premier degré.

Il fait les exercices plus posément et se montre plus attentif. Nous convenons de poursuivre cette première partie pendant deux semaines. Je note une amélioration de la coordination de ses mouvements.

Il commence à se sentir plus à l'aise et parle de sa vie. Il dit que, désormais, il pratique régulièrement les exercices chez lui. Il exprime aussi le désir de freiner sa consommation d'alcool lors de ses sorties. Je lui conseille de mettre l'alcool dans sa cible. Comme il hésite, pensant que ses amis se moqueront de lui, je lui explique que son hésitation aussi peut être mise dans la cible. À la fin de la séance, il est joyeux et détendu.

La semaine suivante, il m'annonce qu'une personne qu'il n'a pas vue depuis longtemps l'a trouvé beaucoup mieux et qu'il a osé faire les exercices devant elle pour lui expliquer en quoi consiste son apprentissage. Je lui propose de débuter la seconde partie de la relaxation dynamique. Il répond qu'il ne se sent pas encore prêt et me demande de poursuivre les exercices. Il emporte d'autres dessins d'exercices.

Joseph revient plusieurs fois pour apprendre les exercices de la deuxième partie.

Il trouve qu'il se stabilise. Je lui propose de continuer dans un groupe mais il est en période d'examens et me dit qu'il n'a pas le temps. Au cours de la dernière séance, je m'aperçois qu'il connaît parfaitement son corps et que son blocage pour le geste du Nauli a disparu. Comme il le souhaitait, il se sent plus calme. De plus, il fume beaucoup moins et consomme de moins en moins d'alcool.

■ Cas de Jean

Jean a trente-cinq ans. Il demande à se sentir mieux dans sa peau. L'anamnèse ne relève aucune particularité, je lui propose donc une formation du premier degré en cinq séances, qu'il accepte. En général, la première séance comprend l'anamnèse, l'apprentissage de la respiration abdominale et la description des exercices de la première semaine. Jean apprend rapidement la respiration abdominale et comprend bien les exercices.

Il revient huit jours plus tard et me dit qu'après avoir pratiqué régulièrement la respiration abdominale, il ressent un mieux-être certain. Je lui apprends donc la sophronisation de base et, pendant l'exercice, je lui propose de visualiser le souvenir d'une situation agréable.

Lorsqu'il a trouvé cette situation, Jean lève l'index. Je lui demande alors de la revivre en utilisant ses cinq sens, de retrouver les couleurs, les formes, les odeurs qu'il a perçues, les bruits, les voix et les saveurs, s'il y en avait dans la situation. Je lui dis enfin de « toucher » les objets de son souvenir, plantes ou vêtements, par exemple.

Chaque fois qu'il désire passer à une autre sensation, il me l'indique en remuant l'index.

Lorsqu'il a terminé, je lui propose de reprendre son tonus musculaire. Il se sent bien, calme et reposé. À la fin de la séance, je lui explique que la visualisation de cette réminiscence s'appelle *activation intra-sophronique*. Je lui propose de s'exercer, seul, de la même manière, jusqu'à la prochaine séance, et en variant les images s'il le désire.

Il revient huit jours plus tard en ayant parfaitement suivi son entraînement quotidien. Il est satisfait.

Je lui apprends donc la première partie des exercices.

Pendant les exercices, Jean n'est pas très bavard. Néanmoins, il me raconte au cours de cette séance qu'il va changer de situation professionnelle.

Je lui indique qu'il peut me téléphoner s'il a besoin d'aide. Jean revient, quinze jours après, plus heureux. Il me dit qu'il a changé de situation et que cela s'est bien passé. Il reprend la totalité des exercices au cours de cette séance.

Avant son départ, je lui donne la planche des dessins commentés pour qu'il puisse continuer chez lui, avec des points de repère.

Cet exemple démontre que celui qui a la volonté de pratiquer régulièrement ressent immédiatement l'effet bénéfique des exercices.

En conclusion

Les deux cas que nous venons d'évoquer illustrent les relations entre le corps et le mental. La connaissance du corps modifie l'« image de soi » selon le concept de Paul Schilder.

Ces deux personnes, grâce aux exercices, ont développé le « ressenti » de leur corps, de leurs sensations, et la connaissance harmonieuse d'elles-mêmes. Le cerveau enregistre la modification de la perception de soi. Il y a eu un changement de conscience de soi.

Séances en groupes

La relaxation dynamique du premier degré est enseignée collectivement, selon une progression adaptée à chaque groupe.

Le sophrologue doit s'assurer que les élèves n'ont pas de maladie mentale grave, car les personnes qui participent à un groupe de relaxation dynamique ne font pas d'anamnèse. La progression de chacun dépend donc d'une recherche personnelle, il ne s'agit pas de thérapie de groupe.

Les remarques du sophrologue s'adressent au groupe. Dès les premières séances, je demande de prévoir un projet très simple pour débuter et rassurer les élèves, puis je leur apprends à évaluer ce projet en fonction de leurs possibilités propres et de celles de leur entourage.

L'apprentissage en groupe

Un groupe constitué de participants engagés dans la vie professionnelle s'entraîne pendant cinq semaines. C'est la durée minimum pour obtenir un bon résultat à condition de pratiquer régulièrement. Je pense qu'il est plus judicieux de consacrer une demi-journée à présenter un peu de théorie et à débuter la respiration abdominale et la sophronisation de base.

Ensuite, les séances peuvent être fixées après les heures de bureau et tous les quinze jours, pour éviter une astreinte trop importante. Les cinq séances sont souvent prolongées car les élèves manquent de temps pour pratiquer chez eux. On les complète par l'apprentissage de l'activation intrasophronique et de la sophro-acceptation progressive.

La séance est toujours suivie d'un dialogue entre sophrologue et élèves. Il permet aux participants de poser des questions sur les sensations ressenties et au sophrologue de donner son avis.

Les personnes qui viennent après une journée de travail ont moins de temps pour s'exprimer, le groupe peut donc demander davantage de séances que prévu, suivant son degré de progression.

Au début, le groupe du premier degré est souvent très sérieux ! Au cours des séances, il se modifie et acquiert une certaine sérénité. Certaines personnes quittent le groupe dès le premier degré. Il est d'ailleurs bien entendu que chacun peut arrêter quand il le veut.

Quels résultats obtient-on ?

Les progrès sont rapides dans la vie professionnelle et la relation avec les autres. On constate, conjointement, une amélioration de la qualité du sommeil.

L'apprentissage de la relaxation dynamique du premier degré variant d'un groupe à l'autre, la constitution du groupe influence l'approche de la relaxation. Les hommes, par exemple, demandent des résultats immédiatement tangibles, aussi on leur parle peu de théorie. Le dialogue post-sophronique des groupes mixtes est plus riche car l'expression est plus facile et quelques explications suffisent à compléter l'apprentissage.

Quel genre de questions pose-t-on le plus souvent ?

On évoque souvent les sensations de chaleur provoquées par la vasodilatation due à la détente, mais l'expérience m'indique qu'il vaut mieux que le sophrologue n'en parle pas de lui-même car certaines personnes ont des souvenirs pénibles liés à la chaleur.

Le froid est parfois mentionné, surtout en hiver lorsque les groupes se réunissent le soir. Je conseille de manger un peu avant la séance et cela suffit souvent à régler le problème.

Parfois, un élève signale une légère douleur, c'est souvent le signe de la difficulté de son parcours.

On me demande pourquoi il faut faire trois fois les exercices. Ce chiffre a probablement une valeur symbolique – la trinité, le tout – et replace aussi le corps dans un espace à trois dimensions, alors que l'image qu'on peut en avoir en se regardant dans un miroir ou dans des magazines, par exemple, le réduit bien souvent à une forme en deux dimensions. Il est bien sûr possible de se contenter de faire les exercices une ou deux fois, en période d'apprentissage.

Comment se manifestent les progrès ?

L'évolution des participants est perçue à l'intérieur du groupe et fait l'objet de discussions et d'échanges.

Le ton de la voix qui change au fur et à mesure des exercices est très caractéristique de l'évolution d'un élève. Ainsi, les participants décèlent tout de suite une amélioration chez l'un deux grâce à la détente que l'on perçoit dans sa voix.

Les élèves décrivent aussi leurs expériences à l'extérieur du groupe, par exemple : l'une note une baisse de l'agressivité dans son service.

Un autre raconte : « J'ai pris conscience que je stressais les autres. Maintenant c'est moi qui leur dis de se calmer ! » Il a compris que son service bénéficiait de sa sérénité.

Les secrétaires modifient leur comportement et deviennent plus efficaces.

Certains élèves changent de poste, améliorent leurs rapports avec leurs collaborateurs.

Tous disent qu'ils se sentent mieux.

Description d'un groupe mixte du premier degré

Première séance

Je commence par un bref exposé et passe directement à l'entraînement.

Les élèves viennent avec leurs vêtements habituels, ceux dans lesquels ils se sentent bien. Je ne demande jamais de modifier la tenue vestimentaire. Je leur propose de se mettre à l'aise. Parfois, les femmes gardent leurs chaussures et les hommes ne déboutonnent pas leur veston !

J'enseigne la respiration abdominale debout, assise et couchée, et la sophronisation de base. Les participants ressentent un bien-être immédiat et ils l'expriment.

Deuxième séance

Quinze jours plus tard, ils arrivent contents des exercices de respiration et de la sophronisation de base qu'ils ont pratiqués chez eux. Ils sont déjà beaucoup plus détendus. Nous commençons l'apprentissage de la première partie de la relaxation dynamique.

J'explique la méthode et demande de ne commencer les gestes qu'à la fin des explications.

Tous les élèves pratiquent la sophronisation de base debout, mais les exercices suivants provoquent un désordre et un mouvement qui ont tendance à s'installer ! Cela démontre la difficulté de concentration, de perception de soi et la méconnaissance du corps des participants. À la fin de la séance, la discussion s'installe et les élèves évoquent leurs difficultés à synchroniser la respiration et les mouvements pour attaquer la cible et y mettre leurs préoccupations.

Tous sont contents du souvenir agréable qui termine la séance. Je ne fais aucun commentaire, je ne donne ni cassette ni dessin, et les élèves acceptent cette méthode.

Troisième séance

Quinze jours plus tard, nous recommençons les exercices de la première partie.

Je remarque une progression de la coordination des mouvements mais, ce qui me frappe surtout, c'est l'évolution de la capacité à se concentrer. L'écoute est meilleure et les phases de récupération entre les exercices sont plus calmes.

Nous terminons la séance par l'apprentissage du « signe-signal » qui permet de se détendre immédiatement, grâce à un geste personnel convenu avec le sophrologue. J'encourage les élèves à pratiquer la détente en tout lieu et à toute heure, surtout avant un acte de la vie perçu comme important.

Le dialogue qui suit cette séance confirme mes observations. Les participants se sentent plus à l'aise dans leurs mouvements mais j'ai encore vu des corps rigides, des épaules qui ne bougeaient pas pendant les exercices de pompage et des têtes qui ne savaient pas faire le geste du « non ».

Je suggère donc de prolonger l'entraînement et le groupe accepte généralement. En contrepartie, je propose une détente puis j'apprends aux élèves leur première sophro-acceptation progressive.

La séance se termine ainsi.

Quatrième séance

Quinze jours plus tard, les *élèves* arrivent contents. Quelques-uns, en pratiquant à la maison, ont remarqué des résultats nettement positifs pour eux et leur entourage. Cela stimule les autres.

Cinquième séance

Quinze jours plus tard, nous commençons à parler de la deuxième partie de la relaxation dynamique. J'en explique le déroulement et demande au groupe si cette méthode lui convient.

Je décris « l'objet de méditation » comme un support qui permet à la fois de vivre le « ressenti » de son corps et de fixer l'attention pendant les phases de récupération.

Il est très important de fixer d'abord le protocole pour que les *élèves* n'activent pas de souvenirs négatifs. Je propose de laisser venir librement dans le champ de conscience l'image d'un animal ou d'un végétal, par exemple.

Je demande aux participants s'ils ont des questions à poser et on m'interroge sur le fonctionnement de l'objet de méditation. J'évoque les origines orientales de l'objet de méditation et j'explique au groupe le schéma de la conscience et le principe de l'activation mentale en évitant d'employer un vocabulaire imprécis ou compliqué.

Puis nous décidons de recommencer les exercices de la première partie. Les corps changent, se modifient. L'attention augmente et, entre chaque exercice, les *élèves* attendent que je leur explique le suivant. Je remarque

que les cibles se remplissent et qu'on les attaque au lieu de se contenter de les repousser. Je précise qu'il faut faire partir le poing de l'épaule et, sans forcer, ouvrir le thorax au maximum.

La séance se termine par une longue phase de récupération allongée. Je recommande d'apprécier pleinement la détente et je suggère la formulation d'un projet personnel très simple, fixé dans le temps et dans l'espace, qui vise à donner confiance en eux aux participants.

Je leur demande enfin de bien s'entraîner à la pratique de la première partie et de s'exercer en fin de quinzaine à « laisser venir » la plante ou l'animal qui sera leur objet de méditation.

Sixième séance

En arrivant, chacun exprime sa satisfaction. Une jeune femme remarque que l'agressivité de ses collègues diminue. Toujours, tous se sentent mieux et plus actifs. J'enregistre ces modifications mais je ne fais aucun commentaire qui risquerait d'amplifier ou de modifier l'évolution de chacun.

Je reviens aux sophro-acceptations progressives. J'indique qu'il faut soigneusement fixer l'objectif, les moyens et les méthodes de réalisation. On doit aussi éviter de surévaluer ses capacités en ne perdant pas de vue que le but des sophro-acceptations progressives n'est pas d'accroître le rythme d'activité mais d'acquérir une confiance en soi.

Une *élève* me demande si elle peut conjuguer des séances individuelles aux séances collectives. Je le lui confirme. Par la suite, elle viendra effectivement à titre personnel.

Au cours de la dernière séance, je remets aux *élèves* une cassette récapitulative des deux parties du premier degré. Les participants arrêtent souvent, à tort, à ce niveau de l'entraînement.

Les dialogues ont été moins riches et moins nombreux lors de l'apprentissage de la seconde partie du premier degré, mais cette partie correspond à une phase d'intériorisation, ce qui explique sans doute leur réaction.

Néanmoins la satisfaction des participants est sensible et s'exprime volontiers.

L'élève qui vient en cours individuels a décidé de continuer au-delà du second degré, ce qui est assez rare. Une autre qui veut poursuivre le second degré va rejoindre un autre groupe.

■ Description d'un groupe mixte du second degré

Un groupe du second degré est toujours harmonieux, calme et joyeux. Je commence par enseigner les exercices en les variant pour briser la monotonie de cette partie contemplative, assez déroutante dans notre civilisation. J'introduis l'entraînement du cerveau gauche et du cerveau droit.

Peu à peu, l'image de soi se construit et on remarque la joie des participants après les séances. Les élèves racontent l'amélioration continuelle de leurs relations avec les autres.

L'épanouissement favorise la communication et les élèves citent de nombreux exemples : on leur demande des renseignements dans la rue, les gens leur sourient dans le métro, leur calme attire les autres, une élève raconte même que son bureau qui était désert est devenu un lieu de rendez-vous !

À SAVOIR

> La paix intérieure acquise grâce aux exercices renforce l'activité des participants : ils recommencent à lire, à sortir, ils réorganisent leurs horaires afin de profiter du temps d'exister, ils se donnent les moyens d'améliorer leur qualité de vie.

Les groupes mixtes ont une meilleure dynamique que les groupes d'hommes seuls.

■ Description d'un groupe composé d'hommes : relaxation dynamique du premier degré

L'ambiance est très différente. Il n'y a jamais de dialogue après les exercices. Trois des participants sont très compassés. Un autre connaît déjà la relaxation et suit plus facilement. Un élève est malade et, à plusieurs reprises, interrompt les séances pour se faire hospitaliser. Néanmoins, il remarque ses progrès de détente et de confort.

Les autres élèves apprennent les deux degrés de la première partie de la relaxation dynamique. Un homme abandonne, bien qu'il ait eu les dessins des exercices qui auraient dû l'aider. Un autre, pourtant discret et peu loquace, s'épanouit complètement et je vois son corps se transformer.

Les hommes sont moins demandeurs de stages de développement personnel que les femmes. Ils ont beaucoup de mal à pratiquer le Nauli.

■ Description d'un groupe de femmes

Le groupe qui me sert d'exemple se réunit durant trois heures le samedi après-midi, tous les quinze jours. Nous convenons de cinq séances pour l'apprentissage du premier degré. Elles comportent un tiers d'enseignement théorique, un tiers d'exercices et un tiers de dialogue post-sophronique.

En général, les femmes sont très tolérantes les unes envers les autres dans ce genre de groupe. Ainsi, une femme aveugle décide de venir avec sa sœur, et une autre de garder manteau et chapeau pendant les exercices, sans que cela provoque de commentaire...

Les femmes ne demandent pas de résultat immédiat car elles recherchent plus des méthodes que des preuves. Elles attendent de la sophrologie qu'elle les aide à mieux surmonter les difficultés de la vie quand elles se présentent.

Une nouvelle approche du corps perçu à travers le langage et les représentations culturelles, et un impact sur la régulation de leur vie affective, conviennent parfaitement aux femmes. Retrouver le sens du corps, c'est apprendre un nouveau langage avec elles-mêmes et avec la société. Par exemple, la secrétaire d'un département de Relations Humaines osera affronter son directeur sans sentiment de culpabilité et trouvera l'occasion d'affirmer sa personnalité.

Le geste de Nauli révèle parfois des états anxieux car il débloque de grandes tensions. Face à cela, la sophrologie propose les entretiens particuliers qui rassurent son élève et allègent l'atmosphère du groupe.

Le geste de Nauli suscite chez de nombreuses élèves des réminiscences de l'enfance. Par exemple, la femme qui restait toujours habillée a beaucoup parlé de sa mère autoritaire, d'un air calme et souriant qui a provoqué la sympathie des autres élèves.

Beaucoup de femmes donc, en plus de la verbalisation prévue au cours des séances, demandent des informations personnelles qui dépassent le cadre du groupe.

Les entretiens post-sophroniques sont riches. Les femmes s'expriment très volontiers. Elles sollicitent également des entretiens personnels avec le sophrologue pendant lesquels elles parlent d'elles-mêmes. Elles discutent aussi entre elles après les séances et échangent leurs expériences positives.

À vous, Messieurs !

Chapitre 3

Autres techniques de la sophrologie

Voici des techniques à connaître pour vous aider à vous soulager, guérir plus vite d'une opération, mieux vivre la maternité, améliorer votre confort de vie personnelle, voire allier thérapie et sophrologie, enfin savoir dialoguer en initié avec un sophrologue.

Les diverses techniques de la sophrologie sont classées en méthodes « découvrantes » et méthodes « recouvrantes ». Cette classification a été modifiée par le professeur Caycedo à partir de 1991. Cependant, pour des motifs de clarté et de simplicité de langage, nous maintenons la classification d'origine de la sophrologie.

Une **technique est dite découvrante** quand le patient parle de son histoire et apprend à se connaître. Dans ce cas, le sophrologue doit être formé à l'écoute de son élève. Une **technique est dite recouvrante** lorsqu'on la pratique sans le recours à l'écoute ou au discours.

Dans ce livre sont présentées des techniques recouvrantes que vous pouvez pratiquer seul. Si vous voulez aborder les techniques découvrantes, il faudra absolument vous adresser à un sophrologue habilité.

Le dialogue post-sophronique n'est pas considéré comme un acte découvrant. Mais il peut le devenir, au fur et à mesure du temps, quand il est pratiqué avec un seul élève. Il peut donc se créer une ambiguïté si le sophrologue n'a pas la formation nécessaire.

Ces techniques sont le plus souvent appliquées :

➤ par les médecins, les kinésithérapeutes et les sages-femmes pour préparer et faciliter l'accouchement ;

- par les psychothérapeutes pour qui la relaxation dynamique est un bon outil de travail ;
- par les sophrologues eux-mêmes dans les domaines du développement personnel et social.

La sophrologie et la médecine

Les techniques destinées au corps médical transforment l'acte médical en une communication active sur laquelle s'appuie le médecin afin de faire prendre conscience au patient que son symptôme est peut-être un « appel ». Elles font, enfin, de la relation médecin-malade un véritable dialogue.

Le médecin sophrologue aide le malade à rechercher les causes de la maladie et à « vivre » son rétablissement physique et psychique. Les médecins non formés à la sophrologie peuvent se faire aider de sophrologues. Cette collaboration a l'avantage de réunir le corps et le mental.

Sexualité, amour vécu

La sophrologie donne d'excellents résultats pour la frigidité, l'impuissance, le vaginisme, l'éjaculation précoce. Elle peut faire prendre conscience que la sexualité humaine demeure une manifestation de l'amour relationnel. Malheureusement, certains journaux les dissocient ou créent un amalgame banal entre relaxation et érotisme. De ce fait, la relaxation appliquée à la sexualité a pris un double sens et les sophrologues ont parfois du mal à sérier certaines demandes !

Préparation à la parentalité et à l'accouchement

Les méthodes sophrologiques préparent les femmes à la modification de leur schéma corporel pendant la grossesse et au retour à leur image après l'accouchement.

Elles entraînent au contrôle respiratoire et à la libération du bassin pour ce qui est du vécu physique ; à l'intégration du schéma mère-enfant, père-enfant, dans le couple père-mère pour ce qui est du vécu psychologique.

À SAVOIR

Une préparation comprend généralement huit séances.

Chirurgie

On utilise la sophro-acceptation progressive dans les cas de problèmes d'acceptation de prothèses.

Cette méthode convient également pour la préparation aux interventions chirurgicales et nécessite une bonne collaboration entre le sophrologue et l'équipe médicale. Généralement, le personnel infirmier formé à la sophrologie dédramatise les interventions et aide à les aborder avec un esprit positif.

Psychoplastie

Elle vise à augmenter le processus de réparation naturel par une action de la conscience sur la cellule et sur les fonctionnements métaboliques localisés.

Par exemple, on aide le patient en état sophroliminal à ressentir toutes les étapes de sa consolidation dans les cas de fracture, ou bien à vivre la dégradation des graisses dans les cas d'obésité et à « se voir dans un miroir, ayant l'image du corps désiré ».

Quelques illustrations de cas concrets à caractère médical

Cas d'amélioration de diabète

Marguerite connaît déjà la relaxation dynamique du premier degré. Elle demande des entretiens personnels. L'anamnèse décèle un sentiment de culpabilité important à l'égard de ses parents. Sa vue baisse depuis l'apparition de son diabète à l'âge de dix ans. Elle doit passer un examen ophtalmologique qui l'angoisse beaucoup.

Elle m'apprend que sa glycémie baisse depuis qu'elle pratique ses exercices. Je lui demande d'en marquer les taux sur un petit carnet.

Pour dominer son angoisse vis-à-vis de ses parents, je lui propose une activation sophronique à partir d'une situation enfantine dont elle garde un bon souvenir. Elle ressent immédiatement une sensation de mieux-être.

Je lui explique qu'elle peut, en état sophroliminal, visualiser son pancréas qui fonctionne mieux. Je lui suggère aussi qu'un enfant est forcément dépendant de ses parents et cela la soulage un peu. Je lui demande de rechercher tous les éléments, lieux, meubles, appareils... pour réaliser une sophro-correction sérielle de préparation à son examen ophtalmologique, suivie d'une sophro-acceptation progressive.

Au début de la seconde séance, elle m'annonce que son taux de glycémie a encore baissé. Elle est moins angoissée grâce aux nombreuses activations sophroniques qu'elle a faites. En état sophroliminal, elle trouve une image rassurante qui pourra l'aider. Nous pratiquons, comme prévu, la sophro-correction sérielle : elle quitte la maison, prend le taxi, arrive au cabinet. Quand elle est angoissée, son index se lève. Elle fait venir l'image rassurante puis nous continuons : elle entre dans le cabinet médical, attend. Une nouvelle angoisse signalée par l'index levé, elle fait venir l'image et nous reprenons : elle subit l'examen. Nouvelle angoisse, index levé, image rassurante. Nous continuons. Je complète par une sophro-acceptation progressive. Elle visualise que ses résultats sont convenables et elle part détendue.

La semaine suivante, nous constatons que la sophro-correction sérielle a donné de bons résultats : la glycémie baisse, l'examen est correct, elle se sent beaucoup mieux.

Au rendez-vous suivant, elle est contente. Sa glycémie baisse régulièrement mais elle m'annonce qu'elle va arrêter les séances. Elle a trouvé une place dans un établissement spécialisé qui lui donnera une formation professionnelle tout en surveillant son diabète. Je lui conseille de poursuivre ses exercices mais cela l'angoisse car elle se demande ce qui se passera si on constate une baisse de sa glycémie. Aura-t-elle toujours droit aux aides sociales ?

Marguerite se sent toujours coupable par rapport à ses parents mais refuse d'en parler. Je lui demande si elle a pensé à mettre cette culpabilité dans la cible et elle me répond que non. Je l'encourage à détruire toutes ses angoisses dans la cible et à pratiquer ensuite l'exercice des bras. Je lui explique l'exercice et lui parle de l'énergie qu'elle fera rayonner, grâce à lui, jusque dans son milieu familial.

La semaine suivante, elle dit qu'elle se sent moins angoissée. La glycémie baisse encore et elle note cette baisse sur son carnet. Je ne possède pas ces résultats qu'elle ne m'a pas donnés à la dernière séance...

Une prolongation de l'apprentissage et un travail approfondi avec une équipe soignante auraient permis d'améliorer notablement le diabète de cette élève...

Le cas de Germaine : mieux-être et tension artérielle

Germaine a soixante-deux ans. Elle vient « essayer » la sophrologie. Au cours de la première séance, je lui apprends la respiration abdominale et elle se sent tout de suite plus à l'aise. Puis elle commence la sophronisation de base et constate immédiatement une amélioration. Après quelques séances, son médecin constate une baisse de sa tension artérielle. Au départ, elle est de 14/12, elle baisse à 13/7 et se stabilise à 13/8. Elle arrête les séances mais elle téléphone pour donner de ses nouvelles, satisfaite du résultat.

Le cas d'Émilie : mieux-être et constipation

Émilie vient pour une recherche de détente et de mieux-être. Elle apprend la méthode des couleurs et comme elle obtient de bons résultats, elle décide de poursuivre. Après un entraînement de plusieurs séances quotidiennes, elle apprend la sophronisation de base.

Elle raconte qu'elle souffre de constipation chronique depuis plusieurs années. Je lui explique que la sophronisation de base relâche les fibres lisses du ventre et lui conseille de faire régulièrement cet exercice simple. Rapidement, sa constipation s'améliore. Au bout de huit séances consacrées à la sophronisation de base et à la respiration abdominale, elle ne prend plus de laxatifs.

À SAVOIR

Dans le cas de certaines constipations, le geste du Nauli et le training autogène modifié de Schultz sont des techniques très efficaces.

Le cas d'Yvonne : obésité

Yvonne a dix-huit ans et vit avec sa maman qui est divorcée. Elle poursuit ses études secondaires. Elle a été élevée aux États-Unis et désire y retourner. Au cours de l'anamnèse, elle explique ses difficultés familiales : elle ne peut pas dire à sa mère qu'elle a besoin d'aide pour s'arrêter de manger. Elle pèse 90 kg. Elle n'a que peu d'argent à consacrer à son apprentissage.

Sa participation sera symbolique et nous décidons d'un programme accéléré.

Au cours de la première séance, je lui apprends la respiration abdominale qu'elle connaît grâce à son professeur de gymnastique au lycée. Je lui montre donc immédiatement les exercices du premier degré de la relaxation dynamique.

Au cours du deuxième rendez-vous, elle dit que ses rapports avec sa mère sont meilleurs et qu'elle diminue sa consommation de nourriture car elle n'éprouve plus le besoin d'aller fouiner dans le réfrigérateur. Elle a perdu un kilo dans la semaine et a supprimé le coca-cola.

Au cours de la séance suivante, elle apprend à visualiser son poids en train de diminuer régulièrement. Tous les jours, elle met dans sa cible son besoin de nourriture. Elle perd régulièrement une livre par semaine. Par la suite, elle vient trois fois en un mois et perd trois kilos.

Elle est heureuse d'avoir à la fois perdu du poids et amélioré ses rapports avec sa mère. Elle a enfin pu lui parler de son apprentissage de la sophrologie. Elle part aux États-Unis. Elle arrête les séances, indépendante, elle peut pratiquer les entrainements seule.

Le cas de Nathalie : analgésie

Nathalie connaît déjà la relaxation dynamique. Au cours d'une manœuvre, elle a reçu un catamaran sur le pied, la plaie est ouverte. Elle souffre et doit prendre l'avion. Le trajet dure sept heures. Elle ne peut pas prendre d'analgésique, inconnu dans le pays touristique. Le déplacement a lieu deux jours plus tard. Nous pratiquons une sophro-substitution sensorielle en état sophroliminal.

Elle choisit de remplacer sa douleur par une sensation de pied glacé. Elle vit la sensation des gelées d'hiver sur ses mains jusqu'à ce qu'elle les sente glacées et insensibles, puis elle transporte cette sensation vers son pied. Elle le sent devenir froid et complètement insensible.

Elle enregistre une cassette et répète la substitution sensorielle chez elle. Elle voyage sans encombre !

Sophrologie et psychothérapie

La sophrologie utilise des techniques qui ne sont pas décrites dans ce livre, car on ne peut les appliquer hors la présence d'un sophrologue dûment formé.

Elles sont utilisées lors d'entretiens pour rendre positif le passé et l'avenir des patients.

Ces thérapies sont différentes des techniques analytiques jungiennes ou freudiennes. Le contrat entre le sophrologue et son élève y est une alliance et non un transfert.

Les entretiens ont lieu soit assis face au sophrologue, soit allongé, selon la thérapie choisie.

Les « outils » du sophrologue praticien

Le sophrologue doit être perçu comme un support d'écoute neutre qui aide son élève à prendre conscience de sa vie, et ne fait de suggestion qu'en accord avec lui.

Quand il voit un nouvel élève pour un problème psychosomatique, il lui propose toujours de consulter un médecin s'il n'est pas médecin lui-même, de contrôler son état en cours d'apprentissage par des examens réguliers et de collaborer avec le médecin-traitant.

Le sophrologue dispose de plusieurs « outils » que nous allons détailler ci-dessous.

Le signe-signal

En complément des exercices du premier degré de la relaxation dynamique, c'est un geste qui détend immédiatement en état de conscience, et permet à l'élève de fixer dans sa mémoire l'état de détente acquis, à son propre rythme.

Dans cet ouvrage, on l'appelle simplement « signal ». Il est différent de « l'index signal » qui sert à communiquer avec le sophrologue.

La sophro-acceptation progressive

C'est une méthode en soi.

Elle permet, grâce à une bonne programmation, de transformer une situation difficile en situation réussie.

La sophro-correction sérielle

C'est une autre méthode appliquée dans les cas de phobie, de trac et de difficultés d'endormissement.

On obtient des résultats immédiats, mais sans toucher aux causes du mal, et le sophrologue sait qu'il ne constatera qu'un mieux et non une guérison.

On choisit, avec l'élève le déroulement du contrat.

La méthode consiste à proposer à l'élève de se mettre en état sophronique pour approcher la situation angoissante. Au moment où cela devient trop pénible, l'élève lève l'index et laisse venir une image rassurante convenue à l'avance avec le sophrologue.

En une ou plusieurs étapes, on approche petit à petit la situation phobique et on aide l'élève à la vivre sans appréhension, et à la dépasser.

Cette méthode est différente de la sophro-acceptation progressive, grâce à laquelle la situation est vécue totalement et immédiatement comme une réussite.

Dans la pratique, on fait souvent suivre la sophro-acceptation progressive d'une sophro-correction sérielle.

Suivant la personnalité de son élève, le sophrologue décide s'il doit lui donner une cassette d'exercices pour continuer à s'exercer chez lui.

La sophro-substitution sensorielle

C'est une méthode qui permet « d'insensibiliser » une sensation désagréable ou douloureuse. Cependant, il faut tenir compte de la valeur d'alarme de la douleur. Ainsi, il est déconseillé d'analgésier une personne qui vient de se faire une fracture car un mouvement involontaire pourrait l'aggraver.

La sophrologie permet parfois d'éviter les anesthésies générales comme, par exemple, dans le cas d'une ablation de polypes à l'utérus avec toutefois la participation d'un médecin anesthésiste. Les dentistes qui pratiquent souvent l'analgésie, ont été intéressés, très tôt, par la sophrologie.

La sophro-anamnèse

On l'appelle aussi technique de l'écran mental.

Elle permet d'obtenir les renseignements sur la vie de l'élève, indispensables à l'engagement dans une thérapie sophronique analytique.

L'élève est allongé après une sophronisation de base. Le sophrologue lui demande de « laisser venir » une image entourée d'un cadre, en relation avec un événement traumatisant.

Si le cadre est noir, c'est qu'il s'agit bien de l'évocation d'une situation traumatisante. Si l'image perçue est entourée d'un cadre blanc, c'est qu'elle n'a pas de rapport avec la situation évoquée.

Lorsque l'élève y est arrivé, il n'y parvient pas toujours, le sophrologue l'aide à rendre cette situation positive. Il lui dit avec son accord que l'événement vécu, s'il existe toujours dans sa vie, n'entravera plus ses pensées et ses actes. Il l'aide à découvrir les qualités, les vertus (prudence, tempérance, force, et justice) mises en pratique pour faire face à la situation.

Test d'association de Jung

Il est difficile de faire comprendre à un élève la différence entre une psychothérapie classique et la sophrologie. Par exemple, dans certains cas, j'emploie la sophro-anamnèse en la complétant du test d'association de Jung : on se sert d'une série de mots que le sophrologue énonce à l'élève qui doit répondre par d'autres mots qu'il associe librement. Le temps de réponse est chronométré. Le sophrologue le note soigneusement, et marque tous les états émotifs induits par les mots. L'ensemble est classé selon un protocole. Il propose ensuite à l'élève de retrouver, en état sophronique, les situations émotives qui sont liées aux mots sélectionnés.

Lorsque je me sers de ce test, je propose de se souvenir d'un seul mot par séance et d'évoquer les faits réels.

On amène ainsi l'élève à déceler ses qualités, ses goûts et ses traits de caractères refoulés, occultés par un vécu douloureux, on peut suggérer que ces événements pénibles n'auront plus d'incidence sur sa vie psychique. Il pourra se souvenir des qualités développées au cours de cet apprentissage et les utilisera dans le but de développer son agressivité constructive pour lui et l'entourage.

À SAVOIR

La qualité d'écoute peut être de même nature que celle qui existe entre un psychothérapeute et son patient.

Il faut donc :

- que le sophrologue soit bien formé pour guider l'apprentissage de la relaxation dynamique ;
- et qu'il sache gérer son propre vécu face à celui de l'élève.

Chapitre 4

Description des résultats des recherches d'utilisation de la sophrologie et exemples d'applications

Outre les applications médicales, dentaires, et thérapeutique de la sophrologie, des sophrologues ont mené des recherches liées à leurs différents métiers. Ainsi la sophrologie est une discipline riche d'applications. Ses principaux domaines d'utilisation dans la vie moderne ne sont pas limitatifs. On peut sans inconvénient introduire la sophrologie pour construire le tandem corps-esprit déconstruit par des parcours de vie déstructurant : vie des exclus de la rue, des drogués, des détenus, des adolescents fragilisés.

Actuellement les applications classiques sont :

- La sophrologie sociale

  C'est le domaine de la gestion du stress, de la vie en entreprise, du chômage, de la vie associative, de la vie familiale, du sport. Nous traiterons surtout les domaines du stress, du chômage et de l'entreprise qui, de nos jours, sont les plus préoccupants.

- La sophrologie pédagogique

  C'est l'application des techniques de la sophrologie dans les domaines de l'enseignement et de la formation. Elle concerne aussi bien les enseignants que les élèves.

La sophrologie et le stress

La sophrologie est une méthode excellente pour la gestion du stress, ses conséquences psychiques et organiques.

Le fonctionnement du stress

C'est Hans Selye, en 1935, qui le premier a défini la notion de stress. Il en propose un modèle qu'il nomme le « syndrome général d'adaptation » (S.G.A.).

La réaction d'alarme face au stress est brutale est un véritable appel au secours. C'est une mobilisation générale pour la survie. L'adaptation au stress va mobiliser des forces, surtout au niveau endocrinien, pour sortir de la réaction d'alarme. C'est la phase de résistance. L'épuisement fait céder les mécanismes de survie.

Les émotions sont des agents stressants. Même des événements heureux, comme gagner une grosse somme d'argent par exemple, provoquent le stress. Il y a donc de bons et de mauvais agents stressants. Chacun a son propre seuil de tolérance face à la même agression.

Classiquement, il est admis que, pour réagir contre le stress, les humains et les animaux ont trois réactions possibles :

- le combat ;
- la fuite ;
- ou la peur.

Ces réactions sont dues à une décharge d'adrénaline provoquée par les glandes surrénales.

À SAVOIR

Le stress est une réaction normale d'adaptation du corps à des agents stressants.

Depuis Selye, si d'autres modèles du stress ont été proposés, tous montrent une corrélation entre les agents stressants et certaines maladies.

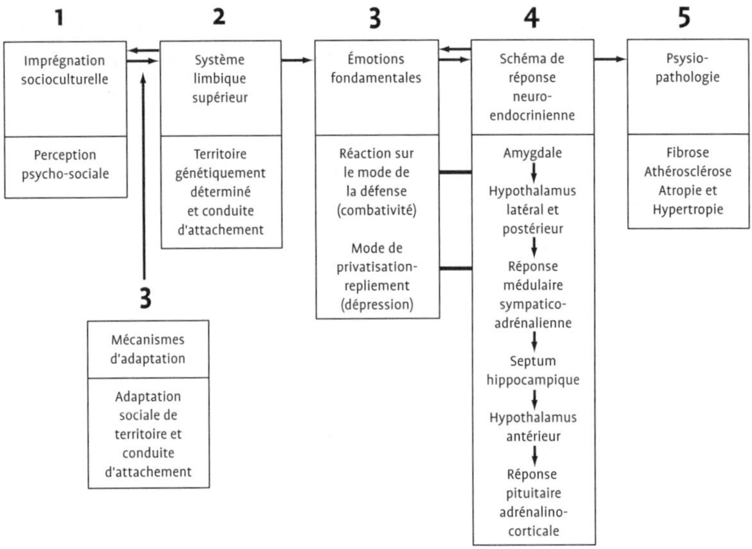

À partir du système limbique qui gère les émotions, sont élaborées des informations qui parcourent le trajet ci-dessus (modèle d'HENRY proposé par Plaisant en 1986).

D'après le modèle d'Henry, il existe une réponse neuro-endocrinienne aux agents stressants. Ce modèle inclut une notion très intéressante, c'est la perception psychosociale de l'individu qui tient compte du gros effort d'adaptation à fournir face au progrès, aux nouvelles technologies, à la mobilité et l'instabilité de l'emploi, à l'évolution du concept de la famille et des valeurs sociales.

La perception psychosociale et la spécialisation des métiers entraînent un cloisonnement entre les professions. Un individu peut, par exemple, avoir le sentiment de ne jamais pouvoir prouver sa juste valeur. Certaines entreprises privilégient l'investissement affectif de leurs cadres (conduite d'attachement). Il existe d'autres conduites d'attachement dans les structures familiales et sociales. Les échelles de stress en montrent les répercussions. Les réactions sont modulées par la personnalité et l'histoire des individus. Le harcèlement et l'apparition des suicides au travail ont pour conséquence l'absolue nécessité d'avoir une personnalité forte, structurée, non addictive, pour faire face à la pression des directions financières.

Face au stress, une situation de fuite entraîne une augmentation significative du rythme cardiaque, du rythme respiratoire (effet de « souffle coupé »), du taux de sucre dans le sang, du taux de cholestérol, et des catécholamines (dopamine et noradrénaline).

Une situation de combat engendre plutôt une diminution des anticorps et des globules blancs qui entraîne l'affaiblissement du système immunitaire et facilite l'installation des maladies infectieuses.

L'apport de la sophrologie

La sophrologie se propose de « nettoyer » les situations négatives, de faciliter le retour au calme et de faire vivre les émotions qui parviennent au système limbique sur un autre mode. Le mécanisme du stress est ainsi déjoué et ses répercussions sont différentes.

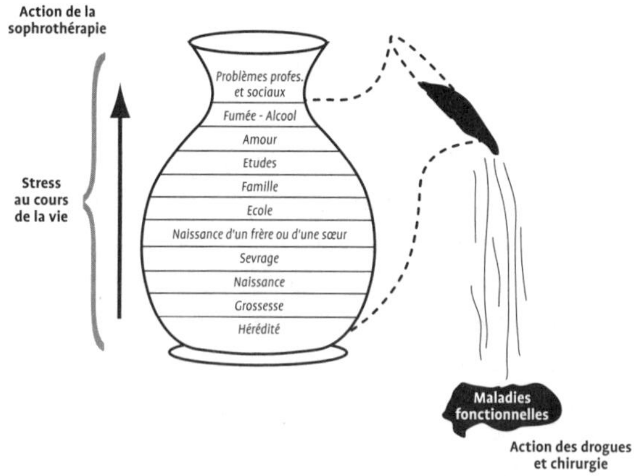

Figure 9. Modèle du stress proposé par le docteur Abrezol

En 1989, la première liste des comportements spécifiques à l'entreprise stressée a été dressée :

- la multiplication des réunions ;

- les horaires tardifs ;
- l'absentéisme ;
- les consultations à l'infirmerie ;
- les rumeurs.

Une enquête présentée par le consultant RDC en 1990 fait ressortir les données suivantes :

Sur 200 cas d'entreprise de plus de 200 salariés âgés de trente-sept à quarante-sept ans et à forte majorité masculine, 87 % souffrent de troubles du sommeil à des degrés divers, en plus des classiques pathologies cardio-vasculaires. On note les aptitudes réactionnelles suivantes :

- 41 % augmentaient leur consommation de tabac ;
- 28 % deviennent boulimiques et 31 % augmentent leur consommation d'alcool ;
- 70 % espèrent retrouver le sommeil qui apparaît, d'après eux, comme la gestion idéale du stress ;
- 80 % regrettent que l'entreprise n'ait pas mis en place une structure de gestion du stress.

Vingt ans plus tard, en 2009, on reconnaît le stress en entreprise comme une évidence que l'on assimile aux phénomènes de la vie contemporaine. Mais quid des coûts cachés du stress et des souffrances, des conséquences qui n'apparaissent pas au bilan ? Le suicide sur le lieu du travail sera-t-il bientôt banalisé, survivance sacrificielle humaine au veau d'or (divinité biblique de l'argent) ?

L'OMS propose aux médecins d'entreprise l'alternative qui lui paraît la plus efficace : la relaxation dans le cadre du travail. Diverses méthodes de relaxation sont proposées et testées. Les méthodes purement physiques semblent les plus appropriées car elles arrêtent le défilement des pensées et le cerveau est en onde alpha.

MON AVIS

La prévention apparaît comme le meilleur moyen de lutter contre les états négatifs du stress mais il faut agir vite quels que soit les coûts pour préserver la dignité humaine et le capital de potentialités que représente chaque être humain.

■ Les facteurs sociaux du stress

Quels sont les facteurs sociaux du stress ?

- la perte des repères et des valeurs ;
- la notion du temps qui passe ;
- la réalisation de projets ;
- toutes les contraintes du contrôle de soi ;
- le sens des responsabilités ;
- la puissance et le pouvoir ;
- la guerre ;
- le terrorisme ;
- l'insécurité dans les milieux urbains ;
- l'incivilité quotidienne ;
- l'agitation citadine ;
- la mauvaise qualité des transports ;
- le choc de la publicité ;
- l'information surtout l'information catastrophe ;
- les opinions ;
- les rumeurs falsifiées des faits ;
- les facteurs économiques ;
- la politique ;
- la tour d'ivoire de l'administration ;
- la drogue ;
- l'abus d'alcool ;
- la récession économique ;
- l'esprit de chapelle...

Quelles sont les conduites entraînées par le stress ?

- L'enfant peut somatiser le stress, devenir inquiet et instable.
- L'adolescent adopte des états d'anxiété traduits par le tabagisme, l'échec scolaire, le désarroi, les conduites addictives...

- L'adulte présente des symptômes de fatigue, de grincements de dents, de « boule à la gorge », d'aigreurs d'estomac, de réactions intestinales, de flatulences, de signes cutanés, de maladie du cœur, de tétanie et spasmophilie... et des manifestations génito-urinaires et psychologiques, des modifications du comportement alimentaire (inappétence, excès).

Dans son contexte, que peut faire l'individu ?

Face à un comportement stressant, l'individu va vivre la fuite, le combat, ou la peur...

La sophro-acceptation positive

La sophro-acceptation positive consistera, face à une situation négative, à activer la capacité d'espoir de la conscience pour structurer une juste réponse et retrouver une situation positive, une adaptation, une harmonie. En état sophroliminal, on trouve une situation antagoniste à celle qui a été vécue et on la ressent dans la réalité de son contexte positif, constructif, à partir de la visualisation de sa réussite.

MON CONSEIL

Retrouvez les joies de la conversation et non de la polémique, des lectures calmes et dépendantes, des désirs accomplis et non refoulés... Structurez un environnement paisible, supprimez les informations négatives, la violence. Évitez les événements trop répétitifs dont les scènes de violence, de désastres, de catastrophes... Protégez votre santé et votre bien-être, recherchez la joie, la gaieté, le rire. Privilégiez une alimentation saine et équilibrée. Pratiquez les exercices de détente lorsque les agressions arrivent...

Il est bien évident que la sophrologie utilisée sans essayer conjointement d'améliorer son environnement, perdra ses capacités de restructuration, puisque les conditionnements négatifs risquent d'être associés à la détente !

N'oublions pas que nous n'utilisons que 2% de nos possibilités : le changement est possible ! Chômeurs, jeunes, préretraités, personnes âgées, vous êtes tous concernés !

Au cours de votre apprentissage, aidez-vous des tableaux que nous vous présentons dans les pages suivantes. Vous pouvez les recopier dans un cahier et les comparer pour évaluer vos progrès.

Les facteurs du stress

Évaluation du stress dans le « ressenti »

Degré du « stress » dans le « ressenti »	**Pas du tout**	**Un peu**	**Beaucoup**
Fatigue			
Grincements de dents			
« Boule à la gorge »			
Aigreurs d'estomac			
Réactions intestinales			
Flatulences			
Signes cutanés			
Maladie du cœur			
Tétanie et spasmophilie			
Manifestations génito-urinaires			
Manifestations psychologiques			
Modifications du comportement alimentaire (boulimie, anorexie)			

Les situations stressantes

Degré du stress dans le « ressenti »	Pas du tout	Un peu	Beaucoup
Facteurs sociaux			
Licenciement			
Adaptation professionnelle			
Déménagement			
Facteurs familiaux			
Mariage « à l'essai »			
Mariage ou remariage			
Naissance d'un enfant			
Séparation			
Éloignement des enfants			
Décès			

Comportements face aux situations stressantes

Situations stressantes	Comportements				
	Comportement erroné	Situation mal reconnue	Énergie négative	Déstructuration	Désharmonisation
	Agressivité, autres…	Erreur d'appréciation, Culpabilité…	Plaintes, Immobilisme, Discours stériles, Disputes…	Langage inapproprié suite à association d'idées…	Fragilisation de la personne
Facteurs sociaux : Licenciement Adaptation Professionnelle Déménagement ou Emménagement					
Facteurs familiaux : Mariage « à l'essai » Mariage ou Remariage Naissance d'un enfant Séparation Divorce Éloignement des enfants Décès					

La sophrologie et le chômage

L'étude de Madame G. Celerien conforte la thèse qui dit que les techniques sophrologiques peuvent aider à vivre le chômage et faciliter la réinsertion professionnelle. La relaxation dynamique du premier degré contribue, en particulier, à permettre aux chômeurs de se situer vis-à-vis d'eux-mêmes.

Cette étude porte sur douze cadres, hommes et femmes de trente à cinquante ans, chômeurs en stage de formation. Ils ont travaillé en groupe une fois par mois pendant un semestre. Les participants indiquent qu'ils ont du mal à pratiquer seuls. Cependant, ils se rendent compte de leur progression grâce à la plus grande lucidité qu'ils ont acquise vis-à-vis de leurs problèmes. Ils ont gagné une attitude positive face à leur situation, et la confiance en eux. Leur santé s'améliore. Des courbes comparatives accompagnent, pour chacun d'eux, les résultats de l'étude. Tous réussissent une insertion professionnelle proche de leurs goûts et de leurs aptitudes. L'un d'eux créera sa propre entreprise.

Nous illustrerons les effets de la sophrologie dans les cas de chômage grâce à quelques exemples.

J'ai pu constater, lors de ma coopération avec la direction du Travail de Paris par l'intermédiaire de centre de formation professionnelle, une augmentation d'un tiers des participants, public de tous les niveaux professionnels.

Le cas de Marthe

Marthe vient me voir pour se détendre. Elle vit seule. Elle a été licenciée et prépare sa réinsertion professionnelle à l'aide d'un cabinet d'out-placement. Elle a été opérée du dos et souffre, surtout dans les transports en commun. Elle suit d'ailleurs une rééducation.

Comme son dos est douloureux, je lui enseigne la première partie de la relaxation dynamique en position assise. La détente musculaire dont elle bénéficie ainsi la soulage beaucoup. Je lui conseille d'apprendre à se détendre dans les transports en commun.

Elle positive sa recherche d'emploi grâce à une sophro-acceptation progressive. Je lui propose de se souvenir, en état sophronique, d'une situation professionnelle qu'elle a bien vécue. Lorsqu'elle l'a trouvée et expérimentée par les cinq sens, je lui propose un « signe-signal » qu'elle pourra pratiquer pendant les entretiens professionnels.

Je lui suggère aussi de préparer ses entretiens et lui propose de « ressentir » une entrevue agréable, pendant laquelle elle se sent sûre d'elle et décroche une situation. Il faudra qu'elle découvre elle-même les informations nécessaires.

Pour la mettre en condition, trois semaines plus tard, je lui fais faire un entraînement du cerveau et lui suggère de se couvrir d'énergie et de se projeter dans le futur au cours de l'exercice du moulinet.

Ensuite, elle s'étend sur le sol et fait un approfondissement de la détente. Elle se voit accomplissant toutes les démarches pour obtenir un rendez-vous.

Elle vit intensément la situation en évoquant tous les facteurs sensoriels qu'elle connaît, puis elle ressent toute la joie que lui procure cette entrevue qu'elle a rendue positive pour toute sa vie.

Marthe vient pendant deux mois et retrouve une situation entre-temps. Elle est très contente et explique au cabinet d'out-placement tous les bienfaits de la méthode !

La direction refuse d'utiliser la sophrologie dans son programme de développement personnel pour les autres candidats, car elle-même applique ses propres méthodes rationnelles du développement de la personnalité. Cependant, le directeur viendra se former. Il apprécie la méthode, mais pense qu'il ne pourra pas l'appliquer immédiatement dans son cabinet car sa hiérarchie est trop conservatrice... Cette réalité objective est-elle la conséquence de l'homme prisonnier de la caverne ?

Un cas de chômage dans le cadre de la société de crédit d'un grand constructeur automobile

Cette société me demande de détendre un groupe de ses employés qui doit suivre un stage à la suite d'une restructuration. Le directeur de la formation m'explique qu'il y a un plan de licenciement en cours et que cinq employées n'ont plus d'affectation sur le planning actuel. Par conséquent, il s'agit aussi de préparer leur reclassement. J'interviendrai donc dans le cadre d'un stage programmé « d'ouverture sur l'extérieur ». Nous prévoyons cinq séances d'une matinée.

■ Première séance

Je commence par faire prendre conscience aux élèves de leur corps, en leur faisant poser les mains sur elles et pratiquer la respiration abdominale.

Puis je leur apprends à se relaxer en faisant bouger la tête à droite et à gauche, et les bras en avant et en arrière. Je les fais asseoir sur le sol et plier les jambes, le pied sur la cuisse, puis l'autre pied sur l'autre cuisse, si elles y arrivent. Dans cette position, je leur dis de sentir leur bassin.

■ Deuxième séance

Je leur propose l'exercice de la relaxation dynamique du premier degré. Je suis très directive. Par exemple, pour l'exercice de la cible, je leur dis de mettre dans le sac tous les éléments personnels qui les empêchent de trouver une voie qui leur convient. Puis j'explique que les mouvements des bras les aideront à capter et à garder une énergie nouvelle. Quant à l'exercice du moulinet, il leur permettra de rayonner d'énergie.

Je leur enseigne ensuite la sophro-acceptation progressive et leur demande de ressentir que le stage est une réussite totale pour elles. Je vois tout de suite les corps se transformer pendant la sophro-acceptation progressive. Je leur conseille de pratiquer ces exercices chez elles.

Les stagiaires sont très contentes mais la responsable du stage me téléphone, inquiète de la forme des élèves et du bouleversement que cela implique ! Le Directeur, quant à lui, me fait savoir qu'il est satisfait des progrès très nets qu'il a constatés.

■ Troisième séance

Je leur propose la deuxième partie de la relaxation dynamique du premier degré. Les stagiaires qui ont pratiqué régulièrement les exercices chez elles progressent vite. Comme, cette fois, je suis seule avec elles, l'échange après la séance est plus fructueux. Je leur explique que ces mouvements améliorent leurs relations avec elles-mêmes et que le saut en polichinelle les élève.

La sophro-acceptation progressive qui suit est consacrée au choix du stage de formation professionnelle qui leur convient.

Elle se déroule de la façon suivante : je les invite à « vivre » le souvenir d'une situation professionnelle qui leur convenait et à ressentir complètement leur détente, en utilisant leurs cinq sens.

J'insiste pour qu'elles rendent la situation très vivante et je les invite à rester dans cette réalité le temps qui leur convient. Je leur propose ensuite d'abandonner cette situation et de vivre dans la joie la transformation de leur vie professionnelle.

Pendant le dialogue qui suit, je suis contestée par deux stagiaires qui se sont toujours montrées hostiles au stage. Les autres disent qu'elles ressentent une grande force et que cette séance leur ouvre des horizons nouveaux. Je leur remets les dessins des exercices de la première et de la deuxième partie du premier degré.

La semaine suivante, le Directeur de formation m'informe que le stage sera écourté car les participantes ont décidé, bien plus tôt que prévu, de leur future orientation. Il est étonné et satisfait des résultats obtenus.

Il tente de promouvoir la sophrologie, mais sans succès, car priorité est donnée aux formations professionnelles renforçant les connaissances spécifiques à chaque emploi, comme dans beaucoup d'entreprises… quand il y a des budgets de formation !

La sophrologie et les entreprises

Les entreprises qui s'intéressent au développement personnel sont généralement celles qui produisent ou proposent des services à valeur ajoutée. Je suis souvent intervenue en entreprise et pour des raisons très différentes. La sophrologie y est peu connue, aussi les stages doivent être présentés de façon attrayante.

Les entreprises « stressées » commencent à avoir recours à la relaxation, mais les stages ne sont pas encore reconnus par les organismes officiels. Il faut les intégrer dans les stages de développement personnel.

La sophrologie est tout à fait recommandée dans le cadre de la lutte contre les effets du stress en entreprise.

Le cas d'un séminaire d'initiation

Je propose à une grande société informatique un stage d'une journée destiné à des cadres de haut niveau. Il a lieu au cours d'un séminaire d'une semaine, au sein d'un programme de présentation de méthodes de développement personnel. Mon intervention se déroule au milieu de la semaine.

Je sais que les douze stagiaires n'ont aucune connaissance des sciences humaines. Je divise donc le stage en une approche théorique puis une approche pratique.

La veille, un animateur de la société a présenté des exercices de bioénergie. Aussi je relie la sophrologie aux travaux de W. Reich. Je présente Jung et Freud selon une approche de culture générale qui leur plaît beaucoup. Je décris rapidement la structure de la psyché selon Jung et sa relation avec le corps, puis je parle des zones de blocage de W. Reich.

Cet exposé me permet d'observer les comportements des participants. Je décide de progresser lentement et de leur faire faire connaissance avec leur corps.

Je leur demande si, indépendamment de la taille et du poids, ils connaissent leurs mensurations et ils me répondent que non. Je leur propose alors de se mesurer avec leurs mains. Ils déterminent ainsi la longueur de leurs membres, de leur cage thoracique, de leur bassin et de leur tête.

L'atmosphère se détend et quelques rires fusent, mais l'étonnement se lit sur les visages ! Au cours de la pause, ils parlent de cette découverte d'eux-mêmes.

Nous enchaînons sur l'apprentissage de la respiration abdominale en position allongée, plus confortable. Je parle très simplement de cette respiration, j'explique qu'elle est naturelle et apparaît pendant le sommeil. J'évite de faire allusion à la première enfance, car les cadres sont souvent en compétition entre eux.

Certains hommes sont complètement bloqués, je leur apprends à respirer en posant les mains sur le ventre. Trois d'entre eux n'osent pas se toucher, ils ne l'accepteront que lorsque les autres auront exprimé leur sensation de bien-être et les auront encouragés. L'un d'eux inverse la respiration, il rentre le ventre pendant l'inspiration et le sort à l'expiration.

Après l'exercice, ils disent tous qu'ils ont ressenti un bienfait immédiat et je dois modérer leur enthousiasme !

Après la pause-café, nous commençons l'apprentissage de la sophronisation de base et j'explique qu'on peut entraîner simplement son cerveau comme un muscle. Je leur propose une sophro-acceptation progressive et leur explique que, même si cet entraînement ne modifie pas immédiatement le comportement de l'entourage, cela pourra leur servir pour préparer leurs entretiens et leurs rendez-vous.

Ils choisissent unanimement de « vivre » le sport équestre qu'ils pratiquent au cours de leur stage. J'accepte cet entraînement car je constate qu'ils ne sont pas prêts à penser à leur développement personnel.

Après le déjeuner, ils apprennent que leur leçon d'équitation est annulée. J'observe leur réaction : ceux qui ont ressenti la joie de l'apprentissage s'en vont essayer de changer l'horaire et obtiennent satisfaction.

Un cadre de haut niveau s'étonne de leur réaction positive – pas de plainte. Je lui explique les effets de la sophrologie sur les petits agents stressants. L'attitude de ses collègues démontre qu'on peut être à la fois combatif et calme.

Nous recherchons des exemples de situations traitées dans la bousculade et je leur propose de réfléchir au stress. Pour certains, celui-ci est nécessaire… Je modifie mon plan et leur explique les effets désastreux du stress.

Nous commençons la première partie de la relaxation dynamique. Je m'étonne de la précipitation des participants et de leur besoin immédiat de faire les gestes. Pour les calmer, je leur fais une démonstration complète en leur précisant qu'il ne s'agit pas de gymnastique mais de préparation à la détente du corps !

Je remarque leur faible capacité d'attention et je décide de répondre à leurs questions. Puis ils recommencent à pratiquer avec bien du mal. Néanmoins une ambiance joyeuse se développe au fur et à mesure de la journée. Nous reprenons deux fois la sophronisation de base.

Un cadre qui se sent endormi me demande si l'état de relaxation n'amoindrit pas l'efficacité. Un de ses collègues qui connaît la relaxation le rassure (cet effet peut durer une dizaine de minutes).

À la fin du stage, la plupart des stagiaires demandent une intervention complémentaire. L'animateur répond que ça n'est pas prévu. Les cadres sont déçus. Je leur dis qu'ils peuvent pratiquer les exercices à titre personnel.

Une intervention dans une grande entreprise

J'interviens dans une équipe composée de formateurs, de cadres du service informatique et de vendeurs. Leur participation au stage est libre. Nous procéderons à un apprentissage en trois séances.

Première séance

J'expose les avantages de la sophrologie pour les participants et l'entreprise, puis je leur apprends la respiration abdominale. Nous faisons ensuite une activation sophronique positive et les élèves ont l'air contents.

Deuxième séance

Ils ont pratiqué la respiration abdominale et en sont satisfaits. Nous commençons la relaxation dynamique.

Troisième séance

Ce sont surtout les vendeurs qui sont intéressés. Ils ont bien fait leurs exercices.

Nous recommençons le premier degré de la relaxation, puis nous pratiquons une sophro-acceptation progressive. J'explique qu'elle est utile pour se préparer à un rendez-vous, à une réunion ou à la réalisation d'un projet personnel.

Les voici plus résistants pour leur vie privée ou professionnelle tout court ! Ils ont appris les techniques.

Formation de vendeurs - École de vente

Le développement personnel est important pour les vendeurs. J'interviens dans une école de vente pendant un an, par sessions de deux matinées espacées de quinze jours, pour que les participants aient le temps de pratiquer.

Les élèves sont jeunes et stressés. Les femmes pratiquent plus régulièrement que les hommes. Elles disent que le calme et la concentration acquis pendant les séances sont également profitables chez elles.

L'apprentissage permet aux participants de vivre leur travail de façon plus positive. Ils acceptent donc volontiers les exercices. Après la relaxation dynamique du premier degré et la sophronisation de base, je leur apprends les sophro-acceptations progressives pour programmer leurs rendez-vous et la réussite de leur stage. Ils apprécient beaucoup cette méthode.

Les dialogues post-sophroniques sont très riches. Ils font prendre conscience aux participants de leurs qualités et de leurs progrès. Le tabagisme diminue et les élèves se sentent bien dans leur « peau » de vendeur.

Formation de vendeurs - Stage individuel

Ce cas raconte un stage pour un vendeur dans une entreprise de prestations de service « grands comptes ». L'élève est très raide et je ne dispose que de cinq séances.

C'est une personnalité contestataire qui ne veut pas faire ses exercices… Il décommande volontiers nos rendez-vous au profit de ses obligations professionnelles. Néanmoins, nous avons des entretiens vivants et je lui apprends la relaxation dynamique du premier degré.

Il découvre sa cage thoracique, lieu de l'affectivité, et parle de ses liens affectifs. Je lui explique que le corps et le mental sont liés. Il commence à se sentir plus calme et plus efficace dans le travail.

À la fin des séances, il ne veut pas des dessins des exercices mais me demande une cassette de relaxation qu'il écoutera en voiture, avant ses rendez-vous.

Il est satisfait mais je pense qu'il ne s'est pas assez engagé dans son développement personnel. Il ne souhaitait pas ce stage mais n'a pas osé le refuser... Or, il est important que les élèves soient volontaires.

Dans les entreprises suisses, par exemple, on demande une participation symbolique aux élèves pour qu'ils se sentent plus responsables et mieux impliqués dans leur apprentissage.

Entreprise et co-animation de stages

J'entre en contact avec le directeur chargé de la formation des hauts managers.

Je le vois plusieurs fois pour le convaincre d'adopter la sophrologie, mais il demande la démonstration rationnelle de l'efficacité de nos méthodes, ce que l'on ne peut pas encore faire...

Nous décidons néanmoins de présenter la sophrologie au cours d'un séminaire de développement personnel.

Une coanimatrice du stage la perçoit comme une gymnastique. Je dois lui expliquer qu'il ne faut surtout pas négliger les informations obtenues pendant le dialogue post-sophronique, qui vont servir de base à notre réflexion. Je n'arrive pas à la faire changer d'avis...

MON CONSEIL

Quelques expériences de ce type m'ont convaincue qu'il est préférable de présenter la sophrologie hors des stages de développement personnel comprenant d'autres méthodes introduites par des néophytes dans nos techniques.

Formation d'une équipe de vente

Une grande entreprise de fabrication de films photographiques vient d'être rachetée par des Américains qui fixent des objectifs très hauts. On me demande de motiver les vendeurs. Le séminaire dure une journée et demie.

J'évite de parler de relaxation car les vendeurs ne comprennent pas la relation entre détente et compétitivité. J'essaye d'abord de les sonder pour savoir si je peux présenter un peu de théorie. Je m'aperçois très vite qu'ils veulent surtout des exercices pratiques.

Je commence à leur apprendre la respiration abdominale. Nous faisons les exercices debout car, dans les cas de valorisation de l'esprit de compétition, il faut utiliser la position verticale. Certains participants sont complètement bloqués et je dois reprendre plusieurs fois l'exercice. Je leur propose de poser les mains sur leur ventre pour contrôler l'efficacité de leur respiration. Ils se sentent libérés.

Le Directeur arrive. La sérénité du stage en est perturbée... Il a beau dire : « Faites comme si je n'étais pas là ! », sa présence gêne les élèves qui se sentent étudiés. Je lui demande de participer aux exercices. Il accepte et l'atmosphère s'améliore immédiatement.

Je propose tout de suite l'apprentissage du premier degré en insistant sur le geste de la cible. Dans le cadre d'une entreprise, ce geste est révélateur des tensions qui existent. L'exercice est pratiqué sans conviction mais il a sans doute débloqué une tension car, au cours du dialogue post-sophronique, les remarques fusent de tous les côtés : le manque de moyens pour mettre en œuvre la politique américaine, la difficulté de s'adapter à de nouvelles méthodes, l'emploi du télémarketing sans préparation... Le Directeur participe à la discussion et donne des informations tranquillisantes.

L'émergence de ces conflits est inattendue pour tout le monde. J'explique que le stage va justement servir à acquérir les compétences personnelles nécessaires pour affronter les appréhensions et je propose de préparer le lendemain une cassette spécifique.

Un des participants explique qu'il a des difficultés à présenter à la clientèle hospitalière un produit qui sert dans les manipulations chirurgicales. Je lui propose de rechercher en état sophroliminal une situation vécue où il avait confiance en lui et je lui explique que nous en ferons la sophro-correction sérielle après le dîner pour vaincre cette peur.

En fin d'après-midi, nous continuons les exercices de relaxation. Les corps se détendent et la confiance revient. Je conseille de pratiquer ces exercices le plus souvent possible. Je donne les dessins des exercices et demande de les regarder le soir.

Malencontreusement, au cours du dîner, le directeur ne parle que de quotas et des méthodes américaines de gestion, ce qui stresse les participants. Je propose de terminer la soirée par une présentation théorique de la sophrologie. Les élèves sont très intéressés.

Le lendemain, j'explique au groupe les sophro-acceptations progressives et nous revoyons la première partie de la relaxation dynamique. J'ai préparé le plan de la cassette à enregistrer. Les élèves souhaitent qu'elle porte sur le télémarketing. Je reprends des éléments de la dynamique du sport adaptés à la vente : j'en supprime les exercices de puissance physique. J'explique ensuite qu'on peut être agressif le temps d'un entretien ou d'une conversation téléphonique. Je précise que pour bénéficier complètement de l'effet de la cassette, il est important de pratiquer régulièrement les exercices.

À la fin du stage, les participants se sentent prêts à foncer. Même celui qui avait des difficultés a parfaitement surmonté sa peur. Ils partent en vacances, je leur conseille donc de pratiquer régulièrement les exercices.

Je les revois à la rentrée : deux d'entre eux pratiquent régulièrement et le vendeur qui éprouvait des difficultés a définitivement résolu son problème.

À SAVOIR

Aux vendeurs, catégorie professionnelle très stressée, la sophrologie peut apporter une optimisation de leurs performances, en améliorant leur capacité de calme, de compréhension, d'écoute, de préparation de leur travail et de connaissance d'eux-mêmes.

Une formation pour formateurs

Cette intervention est destinée aux formateurs d'une grande société de formation aux nouvelles technologies de la bureautique. Elle illustre une des difficultés que la sophrologie peut rencontrer auprès des gens ayant une personnalité très rationnelle.

Le groupe est formé en cinq séances à la relaxation dynamique du premier degré et aux sophro-acceptations progressives. Ils en reconnaissent les bienfaits.

Le directeur de la formation qui a assisté à ma présentation me demande de lui fournir un texte, le plus scientifique possible, expliquant avec exactitude les mécanismes de l'action de la sophrologie et présentant son histoire.

Je ne peux répondre à sa demande car les connaissances actuelles sont insuffisantes pour préciser quels sont les neuromédiateurs qui facilitent les échanges entre neurones, et comment ils agissent sur le système limbique.

Malheureusement, nous ne poursuivrons pas notre collaboration puisque je ne peux pas apporter plus de certitudes aux participants.

Les séances qui avaient lieu après la journée de travail et l'influence de la direction ont certainement découragé les participants. Je pense qu'il faut prévoir une demi-journée de présentation théorique et d'initiation aux techniques de base pendant les heures de travail, puis organiser une séance de pratique tous les quinze jours le soir. Ainsi, l'astreinte est beaucoup moins importante.

Formation à la relaxation dans une société de télémarketing

Ce cas décrit une réalisation positive. Il s'agit de former aux techniques sophrologiques de relaxation le personnel d'une équipe d'encadrement des intérimaires dans une société de télémarketing.

Il y a six participants qui veulent des résultats rapides. Je propose donc trois séances. Les élèves ne sont pas stressés, on constate tout de suite que ce sont des gens qui ont l'habitude de communiquer.

■ Première séance

Après un exposé théorique rapide, je leur apprends la respiration abdominale, la méthode de relaxation par les couleurs et la sophronisation de base.

■ Deuxième séance

Je leur explique l'utilisation des sophro-acceptations progressives et nous commençons les exercices de la première partie de la relaxation dynamique.

Les corps sont déliés, les gestes sont exécutés sans précipitation, les participants prennent le temps de ressentir leur corps entre chaque exercice. Ils ont rapidement une sensation de bien-être. Je leur remets les dessins de leurs exercices.

Le dialogue post-sophronique apporte des éléments de réflexion constructifs, ils s'expriment volontiers. Je me rends bien compte qu'ils seront parfaitement capables de transmettre l'initiation à leurs collaborateurs. C'est pour cette raison que je poursuis la formation qui engage une responsabilité humaine.

■ Troisième séance

Je demande de ne pas enseigner la première partie comme une recette, mais de laisser les personnes libres de pratiquer ou non.

Les participants ont constaté l'interaction entre les exercices et le développement de leur conscience. Je leur explique que, pour enseigner, il est préférable de connaître et de vivre soi-même les trois degrés de la relaxation dynamique, de ressentir les modifications de son corps et de connaître les réactions qui peuvent surgir au cours du dialogue post-sophronique.

Je leur remets un guide d'entraînement journalier pour la formation, décrivant la relaxation par l'évocation des couleurs.

Je propose d'effectuer une relaxation de cinq minutes toutes les deux heures environ pour suivre le rythme ultradien.

La sophrologie et la pédagogie

De récentes études démontrent les effets constatés par des maîtresses de CM1 et CM2 sur leurs élèves, à qui elles ont proposé de s'initier à la relaxation dynamique. Elles constatent non seulement l'effet calmant mais encore la diminution, voire la disparition, des fautes d'orthographe, des erreurs de calcul, ainsi qu'une meilleure attention des enfants.

Madame Donnay-Verborg procède à une étude expérimentale sur la mémoire à prédominance visuelle, en utilisant le « test de copie de figures complexes » du professeur Rey. Elle compare deux groupes d'élèves, un groupe sophronisé et un groupe non sophronisé. Le protocole du premier groupe est une sophronisation de base avec suggestion positive sur la tâche à réaliser, puis pause de cinq à six minutes et exécution du test. Le deuxième groupe effectue le test sans préparation préalable. Les résultats du groupe sophronisé sont 6,10 % supérieurs à ceux du fascicule et la différence entre les moyennes des deux groupes est de 17 %.

Cela démontre donc expérimentalement que la sophronisation est bénéfique aux performances de mémorisation des élèves.

Madame Bellens-Gérard, licenciée en sciences pédagogiques, procède aussi à une étude expérimentale. Elle choisit le « test du barrage de signes » de Zazzo. C'est un test de discrimination qui sollicite la possibilité d'adaptation. Or, on peut définir l'intelligence comme la faculté de s'adapter à une situation nouvelle ou problématique. Elle implique les notions d'assimilation et d'accommodation (Piaget). Ce test mesure donc l'intelligence.

Madame Bellens-Gérard constitue trois groupes : un groupe sophronisé avec suggestion positive (A), un groupe non sophronisé (B) et un groupe sophronisé sans suggestion positive (C). Le groupe A obtient 84,5 signes par minute, le groupe B obtient 73,4 signes par minute et le groupe C obtient 81,2 signes par minute.

La suggestion positive renforce donc l'effet d'une simple sophronisation qui, elle-même, favorise l'attention et l'adaptation à de nouvelles tâches.

Des entraînements sont commencés dans de nombreux établissements scolaires, dans le cadre de la lutte contre la toxicomanie.

Voici quelques cas décrivant l'utilité de la sophronisation en rapport avec les études.

Le cas d'Élisabeth

Élisabeth a quarante ans et doit préparer un mémoire. Elle peut consacrer plusieurs séances à sa préparation. Il s'agit d'en terminer la rédaction avant la date de l'examen.

▪ Première séance

Elle me dit qu'elle aime les autoroutes, je lui propose donc de découper la rédaction de son mémoire en tronçons d'autoroute et de réaliser un tronçon après l'autre. Je lui précise qu'il faut être raisonnable dans ses objectifs.

Je lui demande de préparer un plan pour la prochaine séance et lui propose d'apprendre la relaxation dynamique du premier degré. Elle accepte.

▪ Deuxième séance

Elle a préparé un plan d'action. Nous commençons la première partie de la relaxation dynamique et terminons par la sophro-acceptation progressive du premier tronçon de son autoroute.

▪ Troisième séance

Elle est déçue car elle n'a pas pu suivre son itinéraire. Je lui propose de revoir ses tronçons car elle a peut-être surévalué ses possibilités.

Elle pratique régulièrement ses exercices et elle attaque bien la cible. Nous faisons une sophro-acceptation progressive pour un parcours moins contraignant.

Quatrième séance

Elle a réussi. Elle continue ses exercices régulièrement et note une amélioration de ses relations de travail et une efficacité accrue pour la rédaction de son mémoire.

Nous recommençons les exercices du premier degré.

Cinquième séance

Le programme a réussi. Elle pratique régulièrement et décide de venir encore trois fois.

À chaque rendez-vous, elle a tenu son parcours. Elle connaît bien l'entraînement et elle est capable de pratiquer seule, nous arrêtons donc les séances.

Elle me téléphonera pour exprimer sa joie d'avoir pu tenir ses délais. Il faut noter qu'elle a pratiqué très régulièrement et que ce mémoire s'inscrivait dans le cadre de son activité préférée.

Le cas de Jacques

Jacques vient deux fois pour préparer un examen.

Il apparaît que son travail a été très insuffisant. Il connaît déjà la relaxation et recherche le remède miracle ! Je lui propose de l'aider à mémoriser.

Il passe un examen de droit qui ne lui plaît pas et il croit que la sophrologie peut développer la mémoire en quelques jours...

Son examen est dans trois semaines. Il a donc un double problème : apprendre une matière qu'il n'aime pas et réussir à son examen. Il choisit un entraînement de mémorisation.

Je lui propose une sophronisation de base et nous préparons une cassette avec une image positive de ses succès précédents. Il a apporté son planning de révision. Nous préparons une sophro-acceptation progressive.

Il est très angoissé par son problème de mémoire. Il doit se fixer un objectif de révision. Malheureusement, je ne peux pas lui promettre qu'il apprendra entièrement son programme d'examen en trois semaines !

J'enregistre le déroulement de son programme hebdomadaire et la mémorisation des matières.

Il revient la semaine suivante, très heureux, car il a pu tenir son emploi du temps, mais il ne sent pas sa mémoire fonctionner. une plainte qui dépasse la demande intiale. Il décide d'interrompre les séances. Avant qu'il ne parte, nous pratiquons une nouvelle sophro-acceptation progressive pour l'aider à terminer ses révisions selon son planning, et j'enregistre une cassette destinée à le préparer à l'examen. C'est la petite ouverture de conscience de chacun...

Pour ce genre de préparation, il faut prévoir un entraînement au moins deux mois avant l'examen.

Le cas de Marie-Madeleine

Marie-Madeleine est ingénieur et doit soutenir un mémoire dans le cadre du cursus de formation continue. Elle est très angoissée et craint un échec.

Première séance

Elle apprend la respiration abdominale et la sophronisation de base avec l'activation positive de l'image de réussite à ses concours. Elle est rassurée et repart confiante.

Pendant la semaine, nous convenons qu'elle s'entraînera et préparera un plan d'intervention comprenant la description des lieux où se déroulera la lecture du mémoire et des personnes qui y assisteront. Nous choisirons la méthode de préparation la prochaine fois.

Deuxième séance

Elle a bien pratiqué ses exercices et elle est moins angoissée. Avec son accord, je prépare une cassette comprenant sophronisation de base et sophro-acceptation progressive.

Elle se relaxe, visualise les couloirs, son entrée détendue dans la salle, les auditeurs qu'elle connaît, les professeurs, ses documents. Elle se prépare à répondre aux questions, à attendre la délibération du jury et à ressentir la joie de son succès vécu.

Elle s'entraîne pendant la semaine et ne téléphone pas.

■ Troisième séance

Elle vient une heure avant son examen. Elle est assez détendue. Nous faisons une sophronisation de base et je lui suggère de se « voir » pleine d'énergie et de force pour soutenir son mémoire, puis heureuse de l'avoir soutenu avec succès et fêtant la réussite.

Le lendemain, Marie-Madeleine me téléphone pour m'annoncer son succès.

Conclusion

Les résultats des recherches sur les effets de la sophrologie en matière de pédagogie pourraient s'appliquer à toutes les catégories de population ayant besoin d'une formation. Des recherches complémentaires dans ce sens seraient intéressantes.

Exemples de sophrothérapie individuelle Synthèse de la méthode de sophrologie

Une recherche personnelle : le cas d'Esther

Esther a vingt-deux ans. Elle vit avec ses parents, son père est cadre supérieur et sa mère ne travaille pas. À la maison, l'atmosphère est austère. Son frère est mort jeune et la famille en est restée très marquée. Elle est ancienne élève d'une grande école de commerce et recherche une méthode pour vaincre sa peur de parler en public. L'anamnèse révèle une personnalité très stricte.

Première séance

Lors du premier entretien, j'apprends qu'elle n'a pas toujours eu des difficultés à s'exprimer en public, elle me raconte, par exemple, ses interventions en tant que déléguée de classe. Elle possède un excellent vocabulaire et s'exprime volontiers. Elle dit qu'elle aurait aimé être médecin mais qu'elle a dû y renoncer pour faire plaisir à ses parents. Elle s'est engagée dans des études financières qui ne lui plaisaient pas du tout... Je lui souris pour l'encourager quand je sens une réticence et j'accepte ses silences pour qu'elle se sente respectée.

Je lui explique le contrat et nous commençons par l'apprentissage de la respiration abdominale. Elle se sent mieux. Après deux entraînements, elle accepte de commencer les sophro-acceptations progressives.

Pour terminer la séance dans un climat de confiance, je lui explique les deux méthodes de relaxation et lui propose d'y réfléchir jusqu'au prochain rendez-vous.

Deuxième séance

Elle arrive sans faire de commentaire. Elle dit qu'elle a pratiqué la respiration abdominale pendant ses trajets et diverses activités.

Je lui propose une activation sophronique à partir d'une pensée positive. Elle choisit la méthode de relaxation des couleurs. Après le violet, je lui suggère de laisser venir une situation où elle a été heureuse. Nous communiquons par l'intermédiaire de l'index levé. Pendant l'activation, son visage s'épanouit, se détend. À la fin, je lui demande de se préparer à « revenir » dans la pièce au jour et à l'heure de la séance. Quand elle est prête, elle recommence à l'envers la méthode des couleurs et son visage se referme. Elle ouvre les yeux et se dresse d'un bond, sans s'étirer, ce qui prouve qu'elle est encore stressée. Elle me dit qu'elle s'est sentie très bien pendant l'exercice.

Maintenant qu'elle connaît cette méthode, je lui demande de la pratiquer tous les jours jusqu'au prochain rendez-vous.

■ Troisième séance

Esther arrive très tendue et dit qu'elle n'a pas fait ses exercices. La méthode lui plaît mais elle s'ennuie quand elle essaie de pratiquer toute seule. Connaissant le caractère autoritaire de ses parents, j'évite de commenter sa remarque et nous dressons ensemble le plan de la séance : une détente grâce à la méthode des couleurs, la mise en place de son « signe-signal » et une sophronisation de base. Elle se détend très bien et nous installons sans peine le « signe-signal ». Je lui explique le déroulement de la sophronisation. Pendant l'exercice, elle ouvre les yeux et semble inquiète, elle ne se laisse pas aller à la détente. Son corps ne répond pas à la méthode.

Je lui propose une sophro-acceptation progressive pour se préparer à vivre plus facilement la sophronisation de base lors de la prochaine séance. Elle accepte et se relaxe grâce au « signe-signal ». Elle se voit entrer dans la pièce la semaine suivante et vivre joyeusement sa détente en évoquant les différentes parties de son corps et la plénitude calme et détendue de celui-ci. Puis elle revient au moment présent.

En partant, je lui suggère de vivre sans se préoccuper de l'activation sophronique et de se détendre grâce au « signe-signal ».

■ Quatrième séance

Dès son arrivée, Esther parle longuement de son travail et dit qu'elle s'y sent plus à l'aise. Ses rapports avec ses parents s'améliorent aussi. Elle parle de tous les examens qu'elle a passés pour éviter les exposés oraux.

Quand je sens qu'il m'est possible de parler, je lui explique qu'il ne reste plus assez de temps pour apprendre la première partie de la relaxation dynamique. Je lui propose de commencer la sophronisation de base. Elle parle encore d'un entretien de travail qui doit avoir lieu l'après-midi, puis elle s'interrompt pour pratiquer la relaxation.

Elle choisit de pratiquer debout. Pour la première fois, son corps est détendu pendant la sophronisation de base. Elle dit qu'elle aime bien cette méthode et accepte de continuer. Je lui propose de compléter la séance par une sophro-acceptation progressive pour préparer son entretien de l'après-midi. Avant qu'elle ne parte, je lui dis qu'elle peut me téléphoner pendant la semaine.

■ Cinquième séance

Esther m'annonce que son entretien a été reporté et qu'elle n'a pas eu l'occasion d'utiliser la sophro-acceptation progressive. Elle n'a pas téléphoné et a pratiqué la sophronisation de base assise. Son visage est moins tendu et sa respiration est abdominale pendant de longs moments.

Nous décidons de commencer la première partie de la relaxation dynamique. Je ne lui parle pas « d'enracinement » car je sais qu'elle vit dans un contexte qui lui déplaît et je ne souhaite pas qu'elle crée une image d'elle en position figée.

Elle fait les deux premiers exercices. Elle n'exécute pas la rotation de la tête de droite à gauche, le « non » symbolique. Lorsqu'elle fait le geste du pompage des épaules, elle ne bouge que les coudes et les poignets. Elle repousse la cible mais ne l'attaque pas et choisit d'enterrer les débris.

Pour les trois derniers exercices, je lui suggère de « ressentir » l'énergie et la position de ses bras par rapport à ses épaules. Elle s'arrête entre les exercices pour assimiler ses sensations.

À la fin de la séance, elle s'étend et je lui apprends à imaginer un programme de bien-être confortable très simple, réalisable immédiatement. Pendant l'exercice, je vois qu'elle vit la joie profonde et la force que lui donne cette réussite.

Elle préfère recommencer les exercices avec moi lors de la prochaine séance avant de les faire seule. La règle du sophrologue est de ne jamais forcer son élève, nous convenons donc d'un autre rendez-vous en sachant que nous avons modifié notre contrat.

■ Sixième séance

Elle a fait ses exercices régulièrement. Je remarque que ses épaules se débloquent un peu. Nous parlons ensemble et elle évoque la rigidité de son milieu familial. Elle accepte de répondre à quelques questions. Je lui propose de commencer les exercices de la deuxième partie de la relaxation dynamique, mais elle préfère continuer ceux de la première partie.

■ Septième séance

En arrivant, elle demande si elle peut parler. Je l'y encourage et elle me donne des détails au sujet de son travail qui l'ennuie. Après notre conversation, elle recommence les exercices de la première partie. Elle repousse moins la cible et elle commence à tourner la tête pour dire « non ». Elle me demande de continuer encore la première partie.

■ Huitième séance

Elle arrive soucieuse. Elle dit que les exercices lui procurent un réel bien-être mais que son travail lui déplaît de plus en plus. Je sens que sa demande change et je lui rappelle qu'elle est venue pour apprendre à faire des exposés en public. Elle apprécie les changements intervenus dans sa vie amicale et familiale et dit qu'elle discute mieux avec ses parents. Elle recommence les exercices de la première partie et, pour la première fois, attaque la cible avec vigueur. Nous terminons avec une sophro-acceptation progressive dont elle choisit elle-même le thème.

■ Neuvième séance

Elle me dit qu'elle utilise maintenant les sophro-acceptations progressives dans ses activités quotidiennes. Elle refait ses exercices. Je vois que son corps s'est débloqué, elle tourne la tête des deux côtés et attaque la cible. Je lui propose donc d'apprendre la deuxième partie et elle accepte enfin.

■ Dixième séance

Je lui apprends la deuxième partie de la relaxation dynamique. Nous commençons aussitôt avec un « objet de méditation ». La méditation sur objet la surprend, elle me dit qu'elle a eu de la peine à fixer son attention et à exécuter l'exercice. Je m'aperçois que son bassin est bloqué, pourtant le saut en « polichinelle » est bon. Elle me dit qu'elle aime le faire.

Elle me demande de la préparer au cours de la prochaine séance à un exposé qui aura lieu dans quinze jours. Je lui conseille de pratiquer l'exercice de la cible en mettant dans le récipient ses difficultés d'expression passées et de terminer par une activation sophronique au cours de laquelle elle revivra les situations où elle s'est exprimée facilement.

Je lui demande de revenir la prochaine fois avec le plus de détails possibles sur sa réunion : le lieu, l'heure, l'étage, ceux qui y participent, les dossiers à traiter... Je lui conseille de faire pendant la semaine une sophro-acceptation progressive au cours de laquelle elle se visualise en train de rassembler toutes les informations et les documents nécessaires, une deuxième pendant laquelle elle se voit en train de rédiger son exposé et une troisième où elle réussit à l'exprimer oralement et à s'entraîner au magnétophone pour préparer son rapport.

Onzième séance

Elle arrive à la séance heureuse et détendue : elle a franchi toutes les étapes prévues. Nous décidons de reprendre le Nauli et de faire la sophro-acceptation progressive finale après les exercices. Le Nauli lui paraît difficile. Je la rassure en lui expliquant que ce geste révélera le fondement de sa personnalité et provoquera son « enracinement ». Cela la rassure. Je lui fais faire la sophronisation de base, lui dis « d'entendre » sa voix exposant les informations qu'elle a recueillies.

Elle se voit assise à sa place dans le bureau, elle voit les personnes attentives, elle répond aux questions. Elle vit intensément la joie de cette réussite en la partageant avec les gens présents. Je lui laisse le temps et elle m'indique avec l'index quand elle veut « revenir » – ici et maintenant. Elle s'étire copieusement et part confiante. Elle sait qu'elle peut me téléphoner.

Douzième séance

Elle arrive très tendue, renfermée et presque triste. La réunion prévue a été annulée et elle n'a pas eu l'occasion de mettre à profit sa préparation. Je fais ressortir le côté positif de la situation en lui expliquant que cet entraînement est un acquis. Maintenant, elle sait comment programmer son cerveau si une réunion arrive plus tard et dans sa vie future. Il est important de positiver les situations vécues comme des échecs. Elle se détend et elle m'explique qu'elle projette de changer de société et de poste.

Nous terminons la séance par les exercices de la première partie de la relaxation dynamique.

Comme elle est très entraînée, je lui suggère une variante pour le mouvement des bras qui va lui permettre de se projeter en dehors de la situation décevante : bien détendue après l'exercice de la cible, elle vit la sensation de son bras droit le long du corps, puis elle le sent monter à l'horizontale, le coude se plier et la main se poser sur l'épaule, à ce moment, elle pense qu'elle se couvre d'énergie. Elle fait trois fois le geste avec le bras droit et trois fois avec le bras gauche puis elle attend.

Quand elle décide qu'elle est prête, elle ressent la sensation de son bras droit le long du corps, puis elle le sent monter à l'horizontale, le coude se plier et le poing se poser sur l'épaule, elle capte l'énergie.

Elle fait ce geste trois fois puis elle attend. Elle sent son bras monter à la verticale, elle le tourne en changeant de plan et le descend en arrière. Elle sent la différence entre le poids du bras ascendant et descendant. En exécutant le geste, elle se sent rayonnante d'énergie.

D'elle-même, elle décide de continuer la deuxième partie et les sophro-acceptations progressives chez elle. C'est une marque d'indépendance positive. Elle me demande un autre rendez-vous.

■ Treizième séance

En arrivant, elle m'annonce qu'elle a envoyé des curriculum vitae pour chercher une autre situation. Elle reparle de ses études de médecine manquées. Je lui demande si elle recherche un secteur d'activité précis pour son prochain emploi. Sa réponse est évasive.

Nous recommençons la deuxième partie de la relaxation dynamique. Elle a de moins en moins de blocage dans le geste de Nauli.

Je lui suggère de refaire les exercices de la première partie et de mettre dans la cible tous les postes hors de ses goûts. Elle me dit qu'elle préfère faire ses sophro-acceptations progressives seule. Elle me demande rendez-vous quinze jours plus tard.

Quatorzième séance

Elle arrive très heureuse car elle est convoquée chez un éditeur médical pour un poste de responsable de marketing ! Nous préparons l'entretien par une sophro-acceptation progressive. Elle se voit en train de se présenter, de réussir son entretien et de signer son contrat d'engagement. Elle fera seule la sophro-acceptation progressive préparant la démission de son poste actuel.

Quinzième séance

Elle annonce que les entretiens se sont déroulés convenablement et que son agressivité diminue. Je lui propose de s'entraîner seule mais elle préfère continuer les exercices de la seconde partie avec moi pendant quelques séances.

Les dernières séances

Au cours des séances suivantes, Esther progresse dans la réalisation du Nauli, elle est plus détendue au fur et à mesure qu'approche son changement de situation. Elle négocie sa démission et son engagement dans la société de presse médicale. Elle parle de sa capacité à enseigner.

Le changement de situation provoque une grande ouverture chez cette jeune femme. Elle vient encore trois fois pour se préparer à améliorer ses rapports avec ses collègues, plus âgés et plus chevronnés qu'elle dans la profession. Elle espère pouvoir jauger ses résultats dans les réunions, mais celles-ci sont toujours remises. Elle termine la dernière séance en évoquant la possibilité de faire des déplacements professionnels. Je lui indique qu'il est toujours possible de pratiquer le second degré en groupe.

Le bilan

Esther ne se plaint plus et ne redoute plus les interventions orales. Ses relations familiales se sont améliorées et elle vit dans un milieu de travail plus proche de ses goûts. Elle a acquis une perception différente d'elle-même en améliorant l'image de son corps et la connaissance qu'elle en a. Sa démarche a été longue mais les résultats témoignent d'une meilleure conscience de soi.

À SAVOIR

Cet exemple et le suivant sont très différents, opposés même. Ils démontrent que le cheminement à travers la relaxation est une démarche bien personnelle et que le sophrologue adapte ses « outils » et ses techniques au vécu et à la personnalité de ses élèves. Chaque contrat est différent.

La recherche d'un équilibre : le cas de Sarah

Sarah a vingt-six ans, elle veut se sentir plus confortable. L'anamnèse révèle une enfance difficile. Elle a une maîtrise de communication obtenue dans des conditions familiales très perturbantes. Elle a des qualités de courage et d'endurance indéniables mais, en même temps, elle est remplie de peurs : peur des piqûres, du sang, de la sexualité…

Elle a des difficultés relationnelles dans le travail et l'amitié. Elle est de type nordique et ne supporte pas la sensation de chaud, il faudra donc éviter toutes les réminiscences de soleil, de chaleur.

À son rythme, elle viendra pendant trois ans pour retrouver un équilibre et, tout ce temps, sera suivie par son médecin traitant.

Dès la première séance, elle se détend grâce à la méthode des couleurs et parvient à installer la respiration abdominale. Elle commence les exercices au cours des séances suivantes. Elle pratique difficilement les rotations de la tête qui lui donnent des vertiges et je lui recommande de ne pas faire ces exercices chez elle, mais seulement d'y penser. Elle est très consciencieuse et pratique quotidiennement.

Sarah recherche un nouvel emploi. C'est le journalisme qui lui plaît et elle fait des stages. J'apprends à mieux la connaître au long des séances. Ses multiples peurs et ses difficultés relationnelles ne la découragent pas. Outre l'apprentissage des exercices, elle attend une aide psychologique et une écoute bienveillante pour se stabiliser. Elle est complètement tributaire d'un milieu familial traumatisant car elle souffre de la condition de ses parents et des difficultés de ses frères et sœurs.

À force de pratiquer, elle apprend à mieux connaître son corps et à s'accepter. Je ne lui demande jamais quel est le contenu de sa cible, mais je remarque tout de suite les bienfaits que lui apporte cet exercice. Son état s'améliore. Elle a besoin d'être soutenue à diverses occasions, en particulier en ce qui concerne son travail, aussi les entretiens n'ont pas toujours valeur thérapeutique. Il s'agit parfois de lui donner des adresses pour trouver un stage ou une société d'out-placement… Je lui prête aussi un livre sur la sexualité car elle a reçu de sa mère des informations tellement terrorisantes qu'elle a besoin d'être rassurée.

Au bout de six mois, elle commence à prendre du recul par rapport à sa famille. Elle reste fragile mais ses exercices l'équilibrent. À la fin de la première année, elle commence à pratiquer la série complète du premier degré. Elle trouve un travail qui ne lui convient pas et qui entraîne une légère régression. Elle pratique les activations sophroniques positives puisqu'elle n'a pas beaucoup de bons souvenirs.

Trois mois plus tard, elle commence la série du deuxième degré qui lui plaît beaucoup. Elle veut se sentir plus confortable. Je lui propose le test d'association de Jung grâce auquel elle découvre sa tension par rapport à certains mots : papa, coutume, pitié, long, maman, hésitation, triste, enfant, attention, frère, joli, amical. Pendant près de deux ans, elle alterne, selon son choix, exercices ou travail sur les mots.

Le dessin de son corps est encore incomplet : elle l'a vécu en morceaux assez souvent… Je l'aide à le repositionner. Elle commence le deuxième degré seule.

Les résultats de son contrat sont satisfaisants : elle reprend des activités de loisirs, commence à porter un certain intérêt à sa féminité et prend beaucoup de distance par rapport à sa famille. Elle apprend, grâce au contenu des mots du test de Jung, à mieux connaître son père et sa mère et essaye de mettre en valeur le côté positif de leurs relations soit en mettant leurs qualités en avant, soit en acceptant leurs défaillances. Son témoignage complétera son histoire.

Ressenti pendant les exercices

Détente en position verticale : « au début pas du tout. Bien au bout de six mois. Bonne prise de conscience du poids de mon corps sur le sol et de la position verticale. Prise de conscience de l'enracinement au bout d'un an environ. »

Conscience des cinq sens : « oui, mais prise de conscience particulière de l'ouïe. J'attaque la cible bras en avant, comme pour la repousser. Bonne prise de conscience de mes bras et de leur déplacement tandis que le déplacement de ma tête se fait progressivement. »

■ Sensations immédiates

« Décontraction, sentiment de calme, de sérénité.

Reprise de confiance en moi.

Diminution de la fatigue et du stress, bien souvent pour plusieurs heures.

Sur le plan mental, l'évolution de ma pensée s'est faite progressivement grâce au travail thérapeutique, avec comme résultat une meilleure perception de moi et des autres. Ces résultats sont apparus après un an de travail de fond, environ.

L'ouverture des perspectives est venue aussi mais elle est restée difficile à maintenir. En revanche, l'ouverture des connaissances a été rapide et très nette et elle dure toujours. Elle est devenue une nécessité, une curiosité qui n'existait pas auparavant et un nouveau mode de vie pour moi.

La capacité de décider a mis plus longtemps à apparaître (six mois environ), mais il s'agit à présent d'un processus quasi permanent.

J'ai appris à prendre une décision après mes exercices qui me stimulaient. Maintenant, même hors du contexte des exercices, je sais aller de l'avant. »

■ Dans l'ensemble

« La combinaison des exercices avec la thérapie m'a permis de bien maîtriser le stress.

Une nette amélioration de la décontraction musculaire est apparue, ainsi qu'un progrès dans la maîtrise des émotions.

La prise de conscience de mon individualité ne fait aucun doute, ainsi que la sensation d'être moins soumise aux événements.

Il faut aussi noter la régulation de mon agressivité et de mon esprit de rébellion.

Ma volonté de m'affirmer et mon autonomie sont nées davantage de la thérapie, du moins consciemment.

L'organisation vient progressivement.

Les sensations des articulations et la prise de conscience de mon corps sont venues progressivement, après six à huit mois de travail.

Certains mouvements, au début, m'étaient difficiles, voire impossibles à réaliser. »

■ Sur le plan de la qualité de la vie

« Pas de changement quantitatif dans le mode de nutrition, mais un changement qualitatif. J'ai appris à distinguer ce qui est bon pour moi de ce qui me plaît.

J'ai réorganisé mon emploi du temps, donnant plus de place à mes loisirs.

Je ressens encore quelques soubresauts d'angoisse, de découragement et des sautes d'humeur, bien que je sois maintenant capable de prendre du recul par rapport aux soucis.

La prise de conscience du calme s'est faite très rapidement et elle est devenue une recherche quasi permanente.

Le désir de me réaliser est très fort et très réel, il n'est plus latent ou vécu dans l'irréalité.

Je me perçois avec un corps réel et concret. J'ai une bonne connaissance de moi, en tout cas une connaissance plus objective.

J'ai pris conscience de mes forces et de mes limites.

L'amour et l'intérêt que je porte aux autres se sont modifiés, il s'agit à présent d'une véritable compréhension et d'une négociation des conflits. Ces relations sont positives et enrichissantes. »

■ Sur le plan intellectuel

« J'ai une meilleure mémorisation des faits, mais surtout des visages et des noms. J'ai aussi un meilleur esprit de synthèse mais ma clarté d'esprit est encore insuffisante par moments. »

Conclusion

Au long de ces pages, j'ai essayé de donner envie de vivre plus confortablement, de développer la confiance en soi, l'estime de soi, respect de soi[2] et l'amour de soi à l'aide de la sophrologie.

Comme vous l'avez compris, les notions clés vous ont appris ou remis en mémoire des informations qui expliquent l'action neurophysiologique de la sophrologie. On ne peut donc, en aucun cas, considérer la sophrologie comme une secte. Elle développe, au contraire, l'autonomie de l'individu dans l'harmonie. Elle est complémentaire d'autres disciplines.

Si la souffrance du corps, de l'esprit est une composante de la vie humaine, elle n'en est pas la finalité. La sophrologie, comme le montrent les témoignages, approche la souffrance personnelle et celle des autres dans un contexte de libération de celle-ci, de transcendance.

Ainsi sophrologie et médecine peuvent-elles se compléter. Le médecin pose un diagnostic et fait une ordonnance, le sophrologue-médecin ou le couple médecin-sophrologue aide le patient à mieux comprendre l'origine de la somatisation, le sens du symptôme. La complémentarité des deux approches permet à la personne de dépasser son statut de malade.

---

2 *Oser Être mieux avec soi, mieux avec les autres*, Presses du Châtelet, 2001.
Développer l'estime de soi en 8 leçons, Dangles, 2005.
Se respecter soi, respecter les autres, en finir avec l'agressivité destructrice, Jouvence, 2008.
Les clés du respect de soi et des autres, l'agressivité constructive en pratique, Jouvence, 2009.

Le contenu de l'éponge – la conscience – augmente dans l'océan de la vie. Cette éponge vivante est tantôt bercée par des eaux calmes, tantôt brassée par les tempêtes. Ainsi, si vous aimez le milieu aquatique, lorsqu'un « coup dur » surgit, il suffit de ressentir votre éponge bercée par un courant chaleureux et tranquille, d'imaginer des eaux claires, des couleurs, des algues, des poissons, et de vivre cette situation, allongé de préférence. Vous ressentez calme et apaisement.

La sophrologie ne conduit pas à la béatitude. Sa pratique entraîne à la maîtrise, à un confort de vie, pour certaines personnes à la plénitude de l'expression de soi ; dans tous les cas, à une autonomie relationnelle avec les autres. Votre pensée se fortifiera, vos sensations s'amplifieront, vos sentiments d'amour ou de colère seront projetés vers ceux qui doivent les connaître et votre personnalité se développera harmonieusement.

Sa pratique sort de votre caverne intérieure. Vous apprendrez enfin à faire connaissance de vous-même, dans votre totalité – corps-mental-spirituel. J'anime un stage de réinsertion professionnelle multiculturel les stagiaires pose cette question étonnante : au-delà de la sophrologie que faites-vous quand ça ne va pas ? C'est une question qui interpelle le besoin de transcendance de tout être humain. Je réponds « je prie » et ils témoignent leur foi : « Quand les hommes aiment Dieu, Lui-même fait tout pour contribuer à leur bien, puisqu'ils sont appelés selon le dessin de Son Amour » (Actes des apôtres saint Paul lettre aux Romains VIII, 28.)

Décidez de devenir un être chaleureux, même dans les épreuves, vibrez d'amour, respectez-vous, estimez-vous, aimez-vous, écoutez la joie d'être en paix avec vous-même.

Index

Table des matières

Sources Mixtes
Groupe de produits issu de forêts bien gérées, de sources contrôlées et de bois ou fibres recyclés.
www.fsc.org Cert no. BV-COC-070701
© 1996 Forest Stewardship Council
FSC

Achevé d'imprimer : EMD S.A.S.
N° d'imprimeur : 21535
Dépôt légal : juin 2009
Imprimé en France

Cet ouvrage est imprimé - pour l'intérieur - sur papier Ambergraphic 90 g des papeteries Artic Paper, dont les usines ont obtenu la certification environnementale ISO 14001 et opèrent conformément aux normes ECF et EMAS